文化广西

风物

壮医药

黄汉儒

钟鸣

容小翔 编著

广西科学技术出版社

图书在版编目（CIP）数据

壮医药 / 黄汉儒，钟鸣，容小翔编著．—南宁：广西科学技术出版社，2021.6
（文化广西）
ISBN 978-7-5551-1577-9

Ⅰ．①壮… Ⅱ．①黄… ②钟… ③容… Ⅲ．①壮医 Ⅳ．① R291.8

中国版本图书馆 CIP 数据核字（2021）第 084405 号

出 版 人	卢培钊		责任编辑	罗煜涛　李　媛
出版统筹	郭玉婷		责任校对	阁世景
设计统筹	姚明聚		美术编辑	韦娇林
印制统筹	罗梦来		责任印制	韦文印
			书籍设计	姚明聚　徐俊霞　刘瑞锋
				唐　峰　魏立轩

出　　版　广西科学技术出版社
　　　　　　广西南宁市东葛路 66 号　邮政编码　530023
网　　址　http：//www.gxkjs.com
发行电话　0771-5842790
印　　装　广西广大印务有限责任公司
开　　本　1230 mm×880 mm　1/32
印　　张　6.5
字　　数　134 千字
版　　次　2021 年 6 月第 1 版　　2021 年 6 月第 1 次印刷
书　　号　ISBN 978-7-5551-1577-9
定　　价　28.00 元

如发现印装质量问题，影响阅读，请与出版社发行部门联系调换。

前　言

◆

　　壮医药是我国传统医药的重要组成部分，是壮族优秀民族文化遗产之一，已成为继藏医药、蒙医药、维吾尔医药、傣医药四大民族医药之后发展较好的民族医药。几千年来，壮医药为壮族人民的健康繁衍做出了积极的贡献，至今仍是壮族地区广大人民群众防病治病、保健强身的重要资源之一。壮医药的发展经历了远古至先秦时期的萌芽、秦隋时期的积累、唐宋至民国时期的初步形成与发展和现代的发掘整理，最终从师徒授受、口耳相传发展成为具有比较完备理论体系的民族医药。

　　巴甫洛夫指出："有了人类，就有了医疗活动。"从"柳江人"诞生算起，壮族人民的繁衍生息已有 5 万年的历史。远古时代的壮族先民瓯骆人，在野兽横行、瘴气弥漫的艰苦环境中生活，机体极易遭受创伤或因感染各种病邪而生病。为此，壮族先民在生存的重大压力下，除了要不断向大自然索取生活物资，还必须穷思竭虑地同各种疾病做斗争，千方百计地寻找防病治病的有效方法。相关出土文物表明，早在 2500 年前的西周王朝、春秋战国时期，壮族先民就已经掌握了针刺治病的技术。到了秦汉时期，大量的

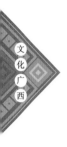
地产植物药、矿物药和动物药得到了广泛应用。唐宋时期，壮族先民掌握了草药的内服、外洗、熏蒸、敷贴、佩药、药刮以及角疗、灸法、挑针、陶针、金针等医疗技术，形成了独具特色的壮医诊疗技术，由此产生了早期的壮医药学，并逐渐积累，一代一代地传承下来。

由于中华人民共和国成立后壮族才有本民族规范统一的文字，因此壮医药在很长的一段时期内没有文字记载，仅靠口耳相传来传承，导致壮医药技术长期散落于民间，有些甚至濒临失传。自20世纪80年代开始，广西民族医药工作者经过近40年的深入发掘、整理和系统研究创新，构建了具有地域特色且较完备的壮医理论体系，结束了壮医没有理论的历史，确立了壮医的学术地位，实现了壮医发展史上的重大突破。

21世纪以来，尤其是党的十八大以来，党和国家高度重视民族医药事业的发展，制定和出台了一系列扶持和促进民族医药事业发展的政策和法规。比如，2018年国家中医药管理局、国家民族事务委员会等13个部门联合制定《关于加强新时代少数民族医药工作的若干意见》，2016年广西壮族自治区人民政府办公厅印发《广西中医药壮瑶医药健康服务发展规划（2016—2020年）》，等等。这些政策文件均将壮医药的发展放在非常重要的位置，壮医药的发展正迎来前所未有的好机遇。

如今，壮医药已跻身我国传统医药之林，成为我国民族医学中具有代表性的医学体系之一，是中华民族优秀文化遗产不可缺少的重要组成部分。壮医药的发掘、整理和研究取得了令人瞩目的成就，其"天地人三气同步""三道两路""毒虚致病"等理论，以及目诊、甲诊、竹筒拔罐、刺血疗法等壮医特色诊疗技术，正为壮族人民的健康繁衍保驾护航。

在 2020 年抗击新型冠状病毒肺炎疫情期间，中医药发挥了极其重要的作用，取得了显著疗效。壮医药是中医药的一个重要组成部分，是祖先留给我们的宝贵财富，是独特的卫生资源、潜力巨大的经济资源，更是优秀的文化资源和重要的生态资源。为了让广大读者了解壮医药，传承好、发展好壮医药，弘扬壮族文化瑰宝，本书以通俗易懂的语言、有趣的传说故事，图文并茂、深入浅出地将壮医药的神秘面纱展示出来。

本书作为壮医药知识普及读物，从多个层面展示壮医药神奇的魅力，将知识性、趣味性融于一体，希望能让广大读者了解壮医药的前世今生，面对面地直视壮医药，聆听古老壮医药的故事，从而增强对壮医药的认同感和壮族人民的文化自信。

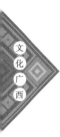

目　录

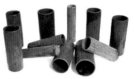

壮医壮药　源远流长

壮医药的萌芽　　　　　　　　　　　　　2

壮医药的初步形成　　　　　　　　　　　9

壮医药的丰富发展　　　　　　　　　　20

壮医药的新生　　　　　　　　　　　　28

壮医理论　顺应天地

壮医名词术语　　　　　　　　　　　　36

天人自然观　　　　　　　　　　　　　39

生理病理观　　　　　　　　　　　　　43

病因病机论　　　　　　　　　　　　　47

壮医诊疗　简单实用

壮医诊病原则　　　　　　　　　　　　52

壮医诊法简介　　　　　　　　　　　　55

壮医治则六字诀　　　　　　　　　　　63

临床技法丰富　　　　　　　　　　　　65

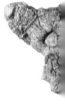

神奇壮药　妙趣多多

壮药概述   84

解毒药   86

补虚药   124

通调三道两路药   138

止血药   163

壮医壮药　多姿多彩

稻作文化与壮医药的渊源   174

历史名人与壮医药的缘分   176

壮族习俗文化与壮医药密不可分   183

壮族歌谣文化与壮医药的传播   190

壮族饮食文化与壮医药的交融   194

后记

         197

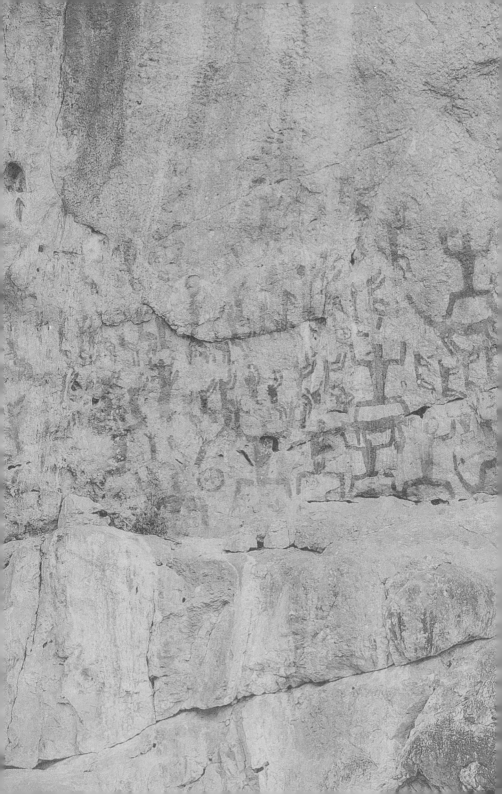

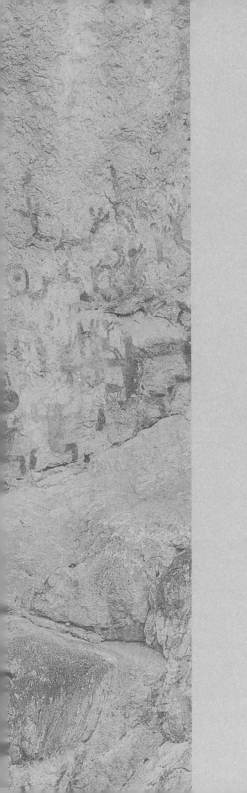

壮医壮药

源远流长

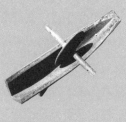

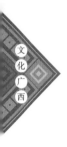

壮医药的萌芽

生存压力催生原始壮医

　　人类医药卫生是人类与自然环境、疾病、创伤、饥饿等不良因素抗争的结果。远古时代的壮族先民瓯骆人，在野兽横行、瘴气弥漫的艰苦环境中生活，机体极易遭受创伤或因感染各种病邪而生病。为此，壮族先民在生存的重大压力下，除要不断向大自然索取生活物资外，还必须穷思竭虑地同各种疾病做斗争，千方百计地寻找防病治病的有效方法。壮族先民在早期原始的生活和生产劳动的驱动下，自觉或不自觉地注重医药卫生，由此产生了早期的壮医药学，并逐渐积累，一代一代地传承下来。

　　在氏族部落时期，社会生产水平极其低下，渔猎是瓯骆先民的主要谋生手段。在采集野果、捕获猎物的活动中，被尖利的植物或岩石刺伤、擦伤，或被动物撞伤、咬伤等是常有的，先民在受伤后不由自主地使用一些方法让病痛缓解，甚至痊愈。经过无数代人的反复实践、总结，壮族先民便有意识地选择某一工具在身体上刺、戳以治疗某种病痛，壮医针刺疗法即从此产生并逐渐丰富。

在原始社会里，人们往往饥不择食，常会因误食某些野果、野菜而发生呕吐、中毒，而有些却能使病痛减轻。经过反复验证，瓯骆先民逐渐意识到，有些植物对人体有害，而有些则能治病，从而促使了原始壮医药的萌芽。正如中药起源，我国历史上有"神农尝百草，一日而遇七十二毒"的传说，而壮族古代医药的起源也是遵循这一规律发展起来的。到了先秦时期，壮医除针刺疗疾、舞蹈导引、按矫治病方法外，对药物也已有所认识，并积累了一些临床经验。壮医药物疗法在这一时期处于萌芽阶段。

由于年代久远，后代的人们在不了解药物起源的真正原因的情况下，便根据传说把它归因于某一个人或某一个神，如《史记纲鉴》中记载"神农尝百草，始有医药"。壮族亦有类似的传说，如药王是传说中的壮医药神，他发现药草，为人治病，普救民众，还向众人传授种药采药的方法，使壮民族得以健康繁衍，因此人们建立药王庙，每年定期祭祀药王。可见，壮族医药和其他民族医药一样，源远流长。

同时，火的使用，为壮医灸法的产生奠定了基础，促成了壮医灸法的萌芽。人们在烤火取暖时，有时会发现某些病症减轻甚至消失，经过无数次的经验积累，壮族先民便逐渐认识到了火灸的治疗作用，故壮医灸法应是伴随着壮族先民对火的使用而产生和发展起来的。

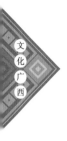

考古发现印证壮医

在壮族地区原始时代的文化遗址中，考古工作者发现了很多尖利的石器和石片。此外，在桂林甑皮岩遗址、南宁贝丘遗址、柳州白莲洞遗址、宁明花山和珠山附近的岩洞里，还发现了骨针实物。这些尖利的石器、石片、骨针等，是否为壮族先民的专用医疗工具，尚需进一步考证，但从一器多用的角度来看，它们完全可以作为早期的针刺用具。

现存的壮医陶针的考证结果表明，其针形与《灵枢·九针十二原》列于九针之首的镵针极为相似，陶针和镵针与原始社会的砭石最为接近。在人类历史发展进程中，介于石器时代与铜器时代之间曾有一段灿烂的陶器文化时期，陶针应当是陶器时代的产物。由于壮族地区地方病、多发病防治的需要，以及在秦汉时期南方用铁未能普及的情况下，壮族先民在砭石利用的基础上，通过敲击陶片，使之比砭石更锋利，以便有目的地进行针刺治疗。由于疗效显著，简便易行，壮医陶针在民间流传不衰，至今还在使用。

1976年7月，广西考古工作者在贵县（今贵港市）罗泊湾一号汉墓的随葬品中发现了3枚银针，其外部造型相似，针柄均为绞索状，造型与现代针灸用针极为相似，可以确认为医疗用针。这是迄今为止我国范围内发现的年代最早的绞索状针柄的金属制针具。1985年10月，考古工作者在广西武鸣县马头乡（今南宁市武鸣区马头镇）西周末年至春秋时期的古墓中出土了2枚青铜浅刺针（其中1枚出土时已残断）。针体通长2.7厘米；针柄长2.2厘米、宽0.6厘米、厚0.1厘米，呈扁长方形；针身短小，长仅0.5厘米，直径仅0.1厘米，锋锐利，呈圆锥状。经考证，这是2枚浅刺医疗用针，其锋微细，与古人对"微针"的描述是一致的。结合其他史料考证，可认为壮医针刺疗法起源于原始时期，盛行于春秋战国时期，并传到中原地区。

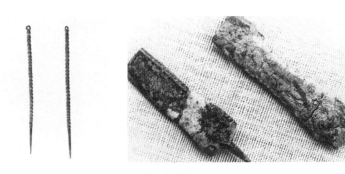

● 绞索状银针　　　　　● 青铜浅刺针

从广西壮族自治区首府南宁市乘船逆江而上，进入左江流域的扶绥、崇左、龙州、宁明，就会看到沿江两岸悬崖峭壁上笔触粗犷、风格浑朴的巨型岩画，经考证，这些岩画为先秦时期瓯骆先民所作。特别是宁明县左江花山岩画，在临江一面的崖壁上，密密麻麻地布满了各种用赭红色颜料绘成的、色彩鲜艳的画像。不少专家认为，左江花山岩画乃壮医为防病强身而创制的功夫动作图。如画像中两手上举、肘部弯曲90°～110°、半蹲式、两膝

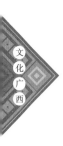

关节弯成90°～110°、两腿向前弯曲、两手向上伸张等动作，显然有舒筋活络、强壮筋骨等保健作用。利用舞蹈导引气功等方法防治疾病，是壮医古代传统的一大特色。

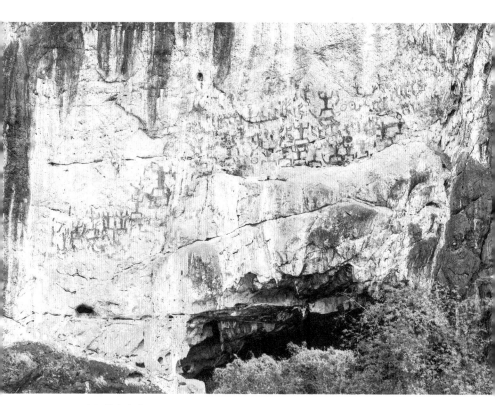

● 左江花山岩画

劳动创伤需要壮医外治法

原始社会，人兽杂处，碰撞搏斗在所难免，部落间的械斗也会经常发生。再加上生产工具较原始，保护措施不到位，劳动中的意外伤害较多。常见的外伤病痛给身心带来较大伤害，甚至成为当时重要的致死原因。

原始人类遇有外伤如何处理，现已很难查证。但在近代一些交通极其闭塞、经济文化极端落后的地区，人们往往以泥土、香灰、树叶等敷裹创口，从这些做法来推断，原始人类对外伤也可能用泥土、野草和树叶等敷裹伤口，久而久之，人们逐渐发现了一些适合于敷治外伤的外用药，这便是外治疗法的起源。

瓯骆先民在生产劳动过程中，为了缓解某些病痛，经过长期反复实践而产生了药锤疗法、刮疗法（如药物刮疗、骨弓刮疗等）等外治法。

药食同源自古有之

壮族地区自古以来气候温暖，降水丰沛，植物茂盛，动物种类繁多，给壮族先民采集野果、挖掘植物块根及捕食某些动物（所谓茹毛饮血）的原始生活创造了条件。随着火的使用，从生食到熟食，古人的食物结构发生了变化。

进入渔猎时代，食物的品种进一步增多。在广西原始人类居住遗址文化层中，出土了渔猎工具，以及许多鱼类骨骼和牙齿、

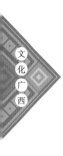

各种软体动物的化石等。饲养家禽和栽种五谷，使得壮族先民的饮食文化进一步发展，由过去采集野果、烧烤兽肉的单一型饮食结构向食肉和食谷物相结合的复合型结构发展。

后来，古人发现有些食物不仅能充饥，还有很好的保健疗疾的作用，即所谓药食同源，如某些水果、谷物、蔬菜、禽兽、水产等。

种种证据表明，壮医药的产生年代久远。可惜的是，古代壮族地区地属偏僻，交通闭塞，社会发展缓慢，当时的壮族文字尚处在萌芽阶段，其流传于民间的医学知识未能以文字的形式流传下来。但通过诸多考古发现、中医古籍有关壮医药的记载，以及现代壮族民间留存的一些原始医学活动，可以印证壮医药早期的活动情况，虽无法窥其全貌，但至少可以认定古代壮医药是客观存在的。

壮医药的初步形成

农业生产催生壮医药

众所周知，壮族地区早期农业是以稻谷作为主要种植品种。根据考古资料和史籍记载，国内外众多学者已达成共识：亚洲栽培稻起源于中国杭州湾到印度阿萨姆邦这一广阔的半月形地带。

壮族人民所居住的以广西为主的岭南地区，气候温暖，雨水充沛，土地肥沃，水源条件好，非常适宜水稻的生长。事实上，壮族先民早在4000多年前就懂得稻作耕种。防城港亚菩山、马兰咀山、杯较山的贝丘遗址发现的磨盘、石菩就是壮族先民种植水稻的证据。

从民族医药发展的规律来看，壮族地区早期农业的发展，尤其是农作物的耕种，对壮医药的发展和壮医药知识的积累起到了积极的促进作用。

古代壮族地区粮食作物的构成，最早的块根、块茎作物，慢慢过渡到以水稻为主食的状态，形成以水稻、玉米、番薯、小麦等多种主粮构成的新组合。稻、芋、大豆、粟在广西汉墓

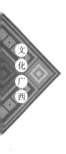

中均有出土。

稻、麦、玉米、番薯、粟、山薯、木薯、芋、大豆、饭豆、绿豆、豌豆、蚕豆、扁豆、荷兰豆、刀鞘豆等，不仅是古代壮族人民充饥的食物，而且有健脾胃、益肾气、延年益寿的食疗功效，可加工成药粥、药酒、药饭、药糕等药膳食用。如贺州的黑糯米酿酒"沽于市有名色"，桂平的黑糯米甜酒具有补中益气而及肾的功效。壮族的绿豆粽、豆豉、魔芋豆腐、甘薯粉条等都是备受人们喜爱的药食两用食物。

除了谷物，对早期人类生活影响较大的还有果类。果类也是最早进入食疗或药疗的常用之品。

壮族地区高温多雨，土壤大部分属酸性和中性，非常适宜热带、亚热带果树的生长。广西贵港市罗泊湾汉墓出土的碳化果实有桃、李、橘、橄榄、梅、人面子等。人们在广西合浦县堂排二号汉墓出土的一个铜锅内发现了稻谷和荔枝，荔枝皮和果核保持完整，这是目前发现最早的荔枝标本。在挖掘梧州大塘鹤头山东汉墓时，人们在一个铜碗内发现有28粒板栗坚果，品种与如今桂北的板栗基本相同。

东汉杨孚的《异物志》记述当时岭南果树的品种有荔枝、龙眼、柑橘、甘蔗、橄榄等，并记载了这些果品的食用价值。西晋嵇含的《南方草木状》记述的荔枝、龙眼、柑橘、杨梅、橄榄、五棱子等，至今仍是广西各地栽培的重要果树，颇具药用价值。唐代刘恂的《岭表录异》记载的岭南果树更多，在内容上比《南方草木状》有不少发展，如记载橄榄"生吃及煮饮解酒毒"，倒捻子"其子外紫内赤，无核，食之甜软，其暖腹，并益肌肉"。南宋范成大的《桂海虞衡志》中的"志果"章，列举了广西地区可食之果共57种，计有荔枝、龙眼、馒头柑、金橘、绵李、石粟、龙荔、木竹子、冬桃、罗望子、人面子、乌榄、方榄、椰子、蕉子、鸡蕉子、芽蕉子、红盐草果、鹦哥舌、八角茴香、余甘子、五棱子、黎朦子、波罗蜜、柚子等，皆是当地栽培和采食的水果。后来，宋代周去非所撰的《岭外代答》又增补若干果的记载，如槟榔、杓粟、水瓜子、水翁子、牛奶子、天麻子、石胡桃、频婆果、木馒头等。

身在宝地尽其用。精明能干的壮族先民，在长期的生活实践中发现了水果的食用价值和药用价值，广泛用作药膳或药物，与其他壮药同时服用，以达到防病治病的目的。在中医古籍中，经常会出现岭南俚人（壮族先辈）用果品入药的记载，如懂得橙子"能解鱼蟹毒，核炒研冲酒服，可治闪挫腰痛"，黎朦"味极酸，其子榨水和糖饮之，能解暑"，人面子"仁可供茶，佳品也"，枳橘"解酒最验"，槟榔"辟瘴、下气、消食"，等等。

古代壮族先民很早就认识到膳食必须包括蔬菜在内，蔬菜不但可以补充各种营养，而且具有一定的药用价值。

广西贵港罗泊湾汉墓出土的植物种实，蔬菜有葫芦、广东含笑等。西晋嵇含的《南方草木状》记载的蔬菜有蕹菜、茄等，这些蔬菜都是自古以来就在壮族地区栽培的原生种。据统计，壮族人民常吃的蔬菜有大白菜、小白菜、芥菜、油菜、蕹菜、萝卜、莴苣、菠菜、苦荬菜、紫苏、芥蓝、茼蒿、苋菜、苦苣、枸

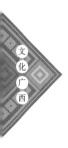

杞菜、金针菜、豆芽菜、落葵、千里香、厚皮菜、竹笋、茭白、黄瓜、苦瓜、冬瓜、南瓜、豇豆、葫芦、茄子、木瓜、凉薯、慈姑、莲藕、马蹄、菱角、芹菜、韭菜、薤（藠头）、芫荽、木耳、香菇等。

在古代，蔬菜被壮族先民广泛用作食疗之品，如蕹菜汁能解冶葛毒；菠菜能解酒毒；苦荬菜味苦性寒，可解暑毒，并可治蛊；紫苏"食之不饥，可以释劳"；枸杞叶"味甘性平，食之能清心明目""以之煮，配以猪肝可平肝火"；等等。

壮族地区动物品种众多，壮族先民有喜食动物的习惯，逐渐总结出某些动物所具有的补益功效。一般来说，动物多作为补品入药，壮族民间习惯用动物药来配制扶正补虚的药膳，形成了"扶正补虚，必配用血肉之品"的用药特点。

从现代壮族民间常用生饮蛇血治风湿、老鼠滋补"一鼠当三鸡"、蚂蚁治风湿、公鸡蛋（公鸡睾丸）滋补壮阳等使用经验来看，古代壮族先民的食疗传统得到了传承并发扬光大。

壮医很早就知道，在烹制药膳时所用的调料，如姜、酒、盐、醋、葱、蒜、肉桂、芫荽、糖、辣椒、花椒、沙姜、油、酱油等也有一定的药用功能。此外，烹调药膳时加调料，可除去食材的腥味，增加药膳的香味，使之更加美味可口。

例如，酒具有通血脉、御寒气、醒脾温中、行药势的功效，内服有日常佐餐、与药同煎或浸药服，外用有淋洗、漱口和按摩等。壮族村寨几乎人人会喝酒，家家会酿酒，出街入市必喝酒，这些酒大多酒精含量不高，少量常饮可延年益寿。

　　壮族地区姜的种类很多，有红姜、紫姜、沙姜、姜黄、蓝姜等。姜可发汗解表治感冒，可解鱼蟹中毒及温胃止呕等，为壮医常用药，而蓝姜乃壮医妇科良药。

　　关于肉桂，早在《山海经》就有记载。《南方草木状》《岭外代答》等都对广西肉桂的药用功效做了记载。肉桂入药，壮医分为牡桂、菌桂、官桂、桂枝、桂心、板桂、桂油、桂茶、桂酒，使用颇为讲究，常被用来配制药膳，病者服之多有奇效。

农业发展提升壮医药

　　秦至隋代时期，瓯骆地区经济发展状态较好，主要是农业的全面发展带动其他行业及技术的进步，如铁器和牛耕的使用、水利灌溉及耕作方法的改进、耕种面积的扩大、田间施肥及优良稻谷品种的培育与引进等，促进了农业的发展，使壮族地区的水稻种植技术处于领先地位。晋代郭义恭的《广志》一书记载西晋时期南方水稻的品种已有13个。从史实来看，秦汉以来，瓯骆地区以水稻种植为主，兼种粟、豆、薏、芋等旱地作物。

　　农业是社会经济发展的基础，农业的发展必然会促进各行各业的发展，农作物品种及产量的增加，自然使药源有所增加。如东汉时期的《神农本草经》中收载的薏苡仁等诸多药物，壮族地区均有出产，当时壮医对许多植物药的应用，由此可见一斑。另外，从贵港罗泊湾二号汉墓出土的壮药铁冬青叶（盛于陶盒内）及一号汉墓出土的广东含笑、花椒，平乐银山岭汉墓出土的薏苡

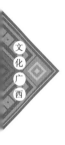
仁（盛于陶篦中）等考证，也从侧面反映了在这一时期壮药已得
到了较广泛的应用。

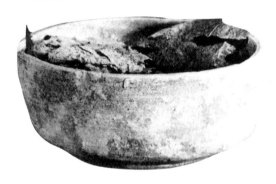

● 贵港罗泊湾二号汉墓出土的壮药铁冬青

　　壮族先民对药物的认识起源于生活、生产实践。随着农业及
狩猎的发展，先民们逐渐学会使用植物药及动物药；随着采矿业
的兴起，逐渐学会使用矿物药。对这些药物的使用，经过不断总
结积累，渐而发展成为壮医的特色药物疗法。

古代科技助力壮医药形成

　　《壮族通史》中记载，瓯骆地区铜、锡等矿藏丰富，燃料充
足，具有发展青铜冶铸业的有利条件。自春秋战国时期瓯骆人开
始学会冶铸青铜器以后，逐步积累经验，冶铸技术不断提高。秦
汉时期乃至隋代，随着中原人民的不断南迁以及先进生产技术的
传入，加上瓯骆工匠生产经验的不断积累以及生产组织的日趋严

密，进一步促进了瓯骆地区矿产的开发和冶铸业的发展。

随着生产技术的提高，壮族先民将针类器械作为医疗器械使用。从南宁市武鸣区马头镇西周末年至春秋时期墓葬群出土的青铜针来看，壮族先民的针刺用具在先秦时期就已在使用。另外，从出土的针具来看，广西武鸣马头青铜针、贵港银针，内蒙古达拉特旗树林召青铜砭针，河南洛阳西高崖针，河北满城金银针，等等，尽管在形制上有区域性差异，但质地上都差不多，而武鸣马头青铜针年代最早，贵港银针的形制与现代针具更加接近。

文献传承壮医药

自秦代以来，壮医药知识有了新的积累。新的药物品种不断增加，原有的药物也增加了一些新的用途，诊疗经验也得到进一步积累和总结，有关壮医药知识的记载也有所增加。

例如，成书于东汉年间的我国现存最早的本草专著《神农本草经》所载的365味药中，壮族地区盛产的菌桂、牡桂（即肉桂）、薏苡仁、钟乳石等被收录。该书中记载有"主治病以应地、多毒、不可久服"、有"除寒热邪气、破积聚愈病"等作用的药物有125种，壮族地区大多有产出。

晋代嵇含的《南方草木状》是我国现存最早的植物学专著，其中记载了许多壮族用药，如"吉利草，其茎如金钗股，形类石斛，根类芍药，交广俚俗多畜蛊毒，惟此草能解之，极验。吴黄武中，江夏李俣以罪徙合浦，始入境，遇毒，其奴吉利者，偶得

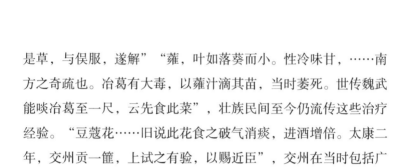

是草，与俣服，遂解" "蘸，叶如落葵而小。性冷味甘，……南方之奇疏也。冶葛有大毒，以蘸汁滴其苗，当时萎死。世传魏武能啖冶葛至一尺，云先食此菜"，壮族民间至今仍流传这些治疗经验。"豆蔻花……旧说此花食之破气消痰，进酒增倍。太康二年，交州贡一筐，上试之有验，以赐近臣"，交州在当时包括广西部分地区。

晋代葛洪的《肘后备急方》中有不少关于岭南壮医壮药的记载。如岭南俚人治疗脚气病、防治沙虱毒（恙虫病）的经验，而对用毒、解毒方法尤为重视，多次提及。在论述毒箭时指出"凡箭毒有三种，交广夷里焦铜作镞……才伤皮便红肿溃烂而死……若有中之，即使餐粪，或绞滤取汁饮之，并以涂疮上，须臾即定"，并指出广西盛产的蓝青、藕、生葛根、干姜、雄黄、竹沥等皆可解箭毒。广西盛产的鬼针草、生蓼、干姜、荆叶等，内服或外敷，可治毒蛇咬伤。对岭南地区的毒药记载更详细："岭南俚人毒药，皆因食得之，多不即觉，渐不能食，或心中渐胀，并背急闷，先寒似瘴。"这说明当时的岭南毒药中，缓发者危害亦不小。葛洪对某些传染病的认识也很深刻，如他在《抱朴子内篇》提到"沙虱水陆皆有，其新雨后及晨暮前，跋涉必着人，……其大如毛发之端，初着人，便入其皮里，其所在如芒刺之状，小犯大痛，可以针挑取之，正赤如丹，着爪上行动也。若不挑之，虫钻至骨，便周行走入身，其与射工相似，皆杀人"，并指出此病见于岭南。按此描述，此病与恙虫病生活形态、发病情况、临床特征等较符合，而且葛洪提到的一些预防方法，也都是有效的。

　　在隋唐的方书中，除收载了大量中医药方外，也收录了一部分岭南的解毒、治瘴气药方，其中包括壮医药方，表明壮医方剂学在隋唐时期已萌芽。其中，隋代巢元方的《诸病源候论》是我国第一部比较完善的病因病理学专著，对岭南地区常见的痧、瘴、蛊、毒也做了论述，记载了岭南俚人使用的五种毒药以及中毒的诊断方法："岭南俚人别有不强药，有蓝药，有焦铜药、金药、菌药。此五种药中人者，亦能杀人。但此毒初着，人不能知，欲知是毒非毒者，初得便以灰磨洗好熟银令净，复以水杨枝洗口齿，含此银一宿卧，明旦吐出看之。银黑者是不强药，银青黑者，是蓝药；银紫斑者，是焦铜药。"《太平圣惠方》还专门列出了解岭南俚人药毒的方药。苏敬等人编纂的《新修本草》是唐代朝廷颁布的本草书目，收载了多种壮医常用药物。唐代陈藏器的《本草拾遗》收录了壮族两种著名的解毒药：陈家白药和甘家白药。五代李珣的《海药本草》也收录了大量壮族药物。唐代孙思邈的《千金要方》《千金翼方》记载了白花藤、钩吻等壮药功效。上述记载不但反映了岭南方剂学的进步及医疗技术的进步，也从侧面反映了壮医药在当时的使用已具有一定规模。

　　宋代著名的本草学、方剂学著作，如《证类本草》《本草图经》《日华子本草》《太平圣惠方》《岭南卫生方》，及风土人情著作《岭外代答》《桂海虞衡志》等，都记载了大量的壮族医药经验，反映了这一时期壮医药水平有了一定的提升。《本草图经》记载了壮族地区的药物近百种，并首次在医书中出现了"岭

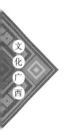

南方"的分类，"俚医以（甘蔗）治时疾，狂热及消渴，金石发动燥热，并可饮其汁"。俚医，是对包括壮医在内的两广少数民族医的称呼，标志着包括壮医药在内的南方少数民族医药在我国传统医学中有了明确的地位。其他岭南方书，如《岭南卫生方》《岭南脚气论》《南行方》《广南摄生方》等，介绍岭南俚人、土人、山人等的用药经验，说明一批有一技之长的壮医活跃在壮族地区，并已设立了相应的医事制度。

《桂海虞衡志》及《岭外代答》是介绍广西风土人情的书，作者范成大和周去非虽然不是医家，但是他们在广西为官多年，对当地的医药有相当的了解，并加以记录，如记述了壮族先民用"鼻饮"防治瘴气。这一时期的壮医方剂学也有所发展，如《太平圣惠方》收录了"解俚人药毒诸方"；《岭南卫生方》记录了李璆瘴疟论、张致远瘴疟论、王棐指迷方瘴疟论、释继洪卫生补遗回头瘴说等多位医家的医论和方药，提出了瘴疟与伤寒不同，及岭南"草木水泉，皆禀恶气，人生其间，元气不固，感而为病，是为之瘴"。《岭南卫生方》还记载了壮族用肉桂治疗瘴毒、瘴症、感冒中湿、头面四肢肿等。

唐宋时期，形成了草药内服、外洗、熏蒸、敷贴、佩药、药刮、角疗、灸法、针挑、陶针等10多种壮医药疗法，并以其独特的民族形式与浓郁的地方特色在祖国传统医药学宝库中独树一帜。

明代李时珍的《本草纲目》是一部内容丰富、收载广泛的医药学巨著。该书收载了不少岭南地区的壮医药，从某种程度上反映了当时壮医药的发展水平和壮药的开发利用情况。其中，最突出的是壮族人民对名贵药材三七的开发和应用。《本草纲目》记载，三七"生广西南丹诸州番峒深山中""此药近时始出"。《本草纲目》还收载了许多壮族地区特产及多产药物，并介绍了其加工和临床应用经验。

明清时期，壮族人民广泛使用炉甘石、三七、山药、天花粉、罗汉果、艾纳香、马尾伸筋草和红毛鸡等治疗疾病。对道地药材产地也颇有研究，如清光绪二十五年（1899年）撰修的《归顺直隶州志》记载，"锦地罗……惟归顺（即今靖西市）产者最佳"。

地方志虽然不是专门记录医药学知识的，但是其对地方出产的药物及有关药物用法的记载，也可以从侧面一窥当地医药发展的情况。明代林富修、黄佐纂的《广西通志》记载了一百余味广西盛产的药物。其他如《南宁府志》《柳州府志》《宾州志》等大量的州府县志亦收载了不少药物，反映了当时的壮族人民对壮医药的重视。

清代编修的地方志，除记载药材品种增加外，对果蔬类入药的记载尤多。如《临桂县志》记载罗汉果性寒治劳嗽，《镇边县志》记载山楂制糕能消食，《玉林州志》提到黑糯浸酒喝可补血，《容县志》记载安石榴皮可入药、橄榄可解鱼毒等。

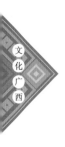

壮医药的丰富发展

唐宋以后，随着社会生产力的发展、生产关系的进步，人们生活水平不断提高，壮医药得以迅速发展。

壮医理论初显身手

壮医对瘴病的认识领先于我国其他地区的医学体系。隋代巢元方的《诸病源候论》记载壮医对瘴气的认识：瘴气"因暖而生""皆由山溪源岭瘴湿毒气故也"。宋代范成大的《桂海虞衡志》也记载，"瘴者，山岚水毒与草莽、疹气、郁勃蒸熏之所为也，其中人如疟状……"，进一步印证了巢元方记载的瘴病诊疗经验来自岭南壮医之手。诸多医学文献表明，壮医对南方热性传染病的认识独步医界，具有开创性的历史意义。

敢为人先，研究人体解剖，探讨生理结构及病理变化

《宁明县志》记载，壮族人民"于殡葬三五载后，挖开坟

墓，仔细拾出枯骨，俗称'拾金'；把拾出的枯骨抹拭干净，再用香火熏干，然后按一定规则纳于一瓦坛中"。战国时期的《墨子·节葬下》也记载："楚之南有炎人国者，其亲戚死，朽其肉而弃之，然后埋其骨，乃成为孝子。"壮族的拾骨迁葬习俗，使壮族先民对人体骨骼系统有了较客观的认识。

北宋庆历年间，壮族聚居的广西宜州曾发生一次农民起义。统治阶级用曼陀罗花酒诱捕欧希范等起义首领56人，并将其全部杀害，随后命宜州推官吴简及绘工宋景等，对全部尸体进行解剖，绘图成册，名曰《欧希范五脏图》，这是我国医学史上第一幅实绘人体解剖图。这次解剖事件虽然以镇压农民起义为背景，反映了北宋王朝的极端残忍，但是在我国医学史，特别是解剖学史上，其历史意义是值得肯定的，说明此时期的壮医由于地域关系，较少受到封建思想的束缚，对人体结构及生理功能大胆探知，提出独特的见解，颇为难得。

壮药学突飞猛进

唐代苏敬等人编纂的《新修本草》收载了部分岭南地区壮医常用的药物，如蚺蛇胆、滑石、茯苓、牡桂、三七等。

南方地区自古温暖多雨，植物繁茂，动物较多，是传统药物的天然宝库。近水楼台先得月，壮医对诸多药物的认知与实践，符合科学原理，也符合唯物主义辩证观。

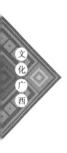

方剂学的萌芽

药物知识及医疗经验的不断积累，为壮医方剂学的形成奠定了基础。由于古时壮族未能形成本民族的规范化文字，因此壮医的医疗经验、单方、验方大多只能通过口授、耳听、心传的方式流传下来，其中部分因汉文资料记载得以流传下来。从唐宋时期的方书中，可见到收录了部分岭南地区解毒、治瘴气的方药，其中包括壮医药，说明壮医方剂学在这一时期已经开始萌芽。

例如，北宋年间朝廷组织医家编成的《圣济总录》载方近2万条，其中多有岭南壮医方药。如"治草蛊……岭南人多行此毒，从咽判痛，方（用）甘草（炙）、蓝汁二味，捣甘草为末，每服1.7钱，以蓝汁调服"。

唐代文学家柳宗元在任柳州刺史期间，虚心向当地壮医学习，自采、自种、自制药物，博采当地的医药经验，结合自身的治疗经历，编纂了《柳州救三死方》，记录治疗脚气、疗疮、霍乱之方，药简而效著，立竿见影。这从一个侧面反映了岭南壮医水平的提高。

1161年，郑樵在《通志》中将医书细分为16类，其中岭南方类5部9卷，包括壮族医药在内，标志着包括壮族医药在内的南方少数民族医药在祖国传统医学中的明确地位。

由此可见，唐宋时期的壮医理法方药的研究已见雏形，可惜没有得到官方大规模的系统整理，且缺乏壮族文字的收载，未能进一步发展成为系统的学科，但已经足以反映岭南方剂学的萌芽及医疗技术的进步。

丰富多彩的壮医诊疗技法

壮族的治疗方法随着社会历史的发展而逐渐形成和发展，已形成了具有特色的治疗方法，大多技法沿用至今，大大地丰富了壮医的内容。壮医的治法分为外治法、内治法和其他疗法，强调及时治疗，并十分重视预防。

壮医内治法是根据壮医基础理论，配药组方，煎汤内服以达治疗目的的一种重要治疗方法。首先审察病因，确定治法，然后按壮医用药原则选择药物，组成方剂。组方不过数味，甚则单味，而用力较专，取精而用宏。

壮医外治法是通过外部刺激而达到治疗目的的治疗方法。壮医认为，各种外治方法的治疗作用，归纳起来一是调气，二是祛毒。在内容上包括外病外治和内病外治两个方面。如疮痈疔毒、水火烫伤用壮药外敷，属外病外治；痧呕肚痛、遗尿泄泻用药线点灸，属内病外治。在具体施治上，又分药物外治和非药物外治两大类，或者两者结合使用（如药线点灸、药刮疗法）。壮医外治法内涵十分广泛，方法丰富多彩，疗效显著，在我国传统治疗方法中占有重要的地位。

在长期的临床实践中，壮医也积累了相当丰富的诊疗经验，并逐步形成了颇具特色且丰富多彩的诊疗技法，现常用的有目诊、问诊、望诊、脉诊、腹诊、甲诊、指诊、耳诊等。

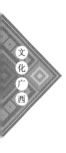

医疗制度和医疗机构的建立

壮族地区医疗制度和医疗机构的建立都较晚，据文献记载，大约在宋代以后才建立起来。

11世纪中叶，广西爆发了壮族人侬智高领导的有壮汉等民族人民参加的反宋起义。白居易的后代白和原，在广西参加了这次起义，当过"医长"。这说明在起义部队中有专职医生，并已设立了医疗制度。

据地方志记载，明代，在土司制度下，官方设有医药机构，官方和民间有一定数量的专职医药人员。至清代，壮族地区建立了卫生机构专门负责管理地方医药和救济、诊疗贫穷患者。

壮医理论的初步形成及壮医著作的出现

清末至民国时期，壮族医药发展初步形成了比较完整的理论体系，出现了有关壮医药方面的著作。

药物方面，在清代的地方志中，关于壮医壮药的记载空前增加，内容也更丰富，有此不仅记载药物的出产、应用等方面的知识，甚至有加工炮制和典型病例的记载。

病证方面，壮医对地方多发病如痧、瘴、蛊、毒、风、湿等已有所认识并有了一定的研究。壮医病名有的是以壮语表述来命名，有的按主要症状来命名，有的按预后良、恶来命名，有的以取类比象来命名。广西德保县已故老壮医罗家安所著的《痧症针方图解》（手稿）记载有82种病证，其中有20多种是中医、西医尚未出现的病证名称，如"天寒""地冷""蛇龙吊""七星""电光""肚带""胫喉""蛇惊""猫惊""红毛""耳羊""红头痧"等是根据壮语汉译音新命名的壮医病证名称。

诊断方面，壮医有脉诊、甲诊、指诊、腹诊等特色诊法。

治疗方面，壮医内治法既有对症治疗，亦有对因治疗，其特点是以辨病为主，用药简便，专病专方。壮医外治法丰富多彩，一般病证单用外治法即可奏效，或外治法与内治法配合运用。

需要指出的是，此时期的壮医著作大多以个人手抄本的形式出现，如《童人仔灸疗图》（宁明县壮医邓显楷收藏，手抄本）、《痧症针方图解》（德保县罗家安著，手抄本）等。这些手抄本的编写，对壮医药理论及临床实践进行了总结，说明壮医药已具备了一定的理论基础和丰富的诊疗经验，其流传，对普及医药知识和提高壮族人民的健康水平，是有积极作用的。

重视疾病预防

壮医十分注重未病先防。在长期的医疗实践及生活经验中，壮医根据居住的自然地理环境、文化风俗习性等，总结出一些颇具特色且行之有效的预防疾病的方法。例如，对瘴气的预防就有佩挂药驱瘴法、服药防瘴法、隔离更衣防瘴法等。此外，赶药市预防法也颇具特色，是一种集体互助式防病治病形式。

健身防病是十分重要。宁明花山岩画及壮乡铜鼓上的舞蹈造

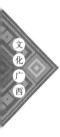
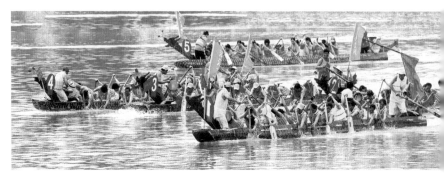

● 龙舟竞赛

型、练功图谱及沿袭至今的在农闲、节日开展的一些传统健身活
动，如抛绣球、赛龙舟、板凳龙、舞狮、拾天灯等，是壮医十分
强调"未病先防"保健理念的具体表现。

此外，壮族地区的干栏建筑也有一定的预防疾病、避免野兽
蛇虫伤害的作用。这种房屋分上、下两层，上层住人，下层存放
农具等器物或圈养牛、猪等，居住面距地面若干米，不仅通风、
采光、照明功能良好，而且还可有效地防避瘴气，抵御野兽蛇虫
袭击，减少风湿病的发生。

名医纷纷涌现

唐宋以后，壮医药事业逐渐兴旺，壮医药专业人员队伍不断
壮大。宋代苏颂主编的《本草图经》提到"二广俚医"，"俚
医"是对壮族民间医师的最早称呼，说明至少在宋代，壮族已

出现专职医师，并得到社会承认。明清以后也涌现出许多壮族名医，收载于各地史册（志）中的名医数不胜数。

俞仲昌，宋代广西贵县东部人，精通医术，乐善好施，给人治病不图回报，被人颂扬。［明嘉靖十年（1531年）《广西通志》］

梁大用，宋代苍梧县人，为针灸名医。（《苍梧县志》）

傅林，明代广西临桂人，医术高明，救死扶伤，救活人无数，为众人敬仰。［明嘉靖十年（1531年）《广西通志》］

舒谧，明代广西宣城人。其曾祖父逻洪武为太医院名医，后随军队到宾州。舒谧得到医术秘传，救活病危者无数，且不收分毫，不避穷秽，得众人称颂。［明万历十三年（1585年）《宾州志》］

邓晴山，清代榴江古班村人。为清朝九品官，善火脉医，享年八十一岁。［民国二十六年（1937年）《榴江县志》］

侯第福，广西三江县寨准乡佳林村人。因家境贫寒，本人跛足而流落到湖南，得异人授以医术，精通脉理，善用草药，后回乡行医，手到病除，远近闻名，且不索取诊金，受人敬重。［民国三十五年（1946年）《三江县志》］

限于篇幅，不一一列举。

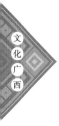

壮医药的新生

"僮医""壮医"的提出

"僮"这一称谓最早见于南宋史书。《宋史·蛮夷传》抚水州条中说："广西所部二十五郡，三方邻溪峒，与蛮、僮、黎、蛋杂处。"新中国成立后，经过民族识别，将广西、云南、广东等省区所有自称"布壮""布侬""布越""布陇""布土""布傣"等称谓的统一称为僮族。1965年，遵照周恩来总理的倡议，把僮族的"僮"改为"壮"，"僮族"即改为"壮族"。

最早提出"僮医"一词的是著名壮医专家覃保霖。20世纪50年代末期，广西柳州地区人民医院覃保霖对壮医陶针疗法进行发掘、整理，发表了《僮医陶针考》一文，并于1959年出版了《陶针疗法》一书，书中绘制了常用的陶针穴位图谱，并详细列出各种疾病的治疗方法。

随着"僮族"统一改为"壮族"，"僮医"也改称为"壮医"。

早期壮医药研究

除覃保霖对壮医陶针的研究成果外，还有其他一些探索性的研究成果。

1979年，广西桂林铁路医院苏汉良对流传于柳州、河池地区的壮医脉诊法进行了初步整理，发表了《壮医民间脉诊的探讨》一文。

1981年，覃保霖发表了《壮医源流综论》一文，对壮医药史进行了初步的研究和探讨。

壮医药研究大规模展开

20世纪80年代以来，各级政府和有关部门十分重视壮医药的发展，壮医药的发掘和整理工作开始步入有组织、有计划、规模大的大好形势。

1983年，广西壮族自治区卫生厅把壮医药研究列为重点课题，组织有关科研人员，从文献搜集、文物考察和实地调查等方面，对壮医的历史和现状进行研究，对壮医的验方、秘方、单方及历史文物进行搜集整理。

1984年6月，广西中医学院成立了壮族医药研究室。

1985年4月1日，广西中医学院壮医门诊部建成开诊。

1985年5月31日，国家科学技术委员会批准建立广西民族医药研究所。

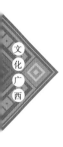
1985年，第六届全国人大代表、广西中医学院壮医研究室主任班秀文教授招收了我国医学史上第一批壮医史研究生。壮医史研究生的培养，既加强了壮医队伍的建设，也提高了壮医队伍的素质，有力地促进了壮医药事业的发展。

广西民族医药研究所成立

1986年6月，广西壮族自治区党委、广西壮族自治区人民政府决定将南宁地区人民医院改建为广西民族医院，并将广西民族医药研究所和广西民族医院列为庆祝广西壮族自治区成立30周年大庆重点建设项目，投入资金1000万元。

广西民族医药研究所成立后，几年内便在广西范围内开展了大规模的民族医药古籍的普查工作，至2001年共搜集到民族医药验方、秘方10000多条，收集到民族医药手抄本、民族医药古籍、民族医药文物一批，采制民族药物标本10000余份，建立了民族医药陈列馆和民族药标本室，对长期散居于民间的5500位民族民间医生进行了登记造册，整理编撰了《发掘整理中的壮医》《广西民族医药验方汇编》等民族医药专著，并系统开展了壮医目诊、药罐疗法、药线点灸、针挑、火攻等研究。

广西民族医药协会成立

1986年12月，广西首届民族医药学术交流会暨广西民族医药协会成立大会在南宁召开。广西民族医药协会的宗旨和任务是，团结全区广大民族医药人员，加强党、政府和广大民族医药人员的联系，反映广大民族医药人员的意见、愿望和要求，支持、保障广大民族医药人员的合法权益。

广西民族医药协会的成立，对加强各民族医药之间的学术联系，活跃民族医药的学习气氛，提高民族医药的学术水平，促进民族医药人才的培养和提高，积极开展民族医药的国内和国际的学术交流有着积极的意义。

《民族医药报》创刊

1988年4月8日，经国家科学技术委员会、国家新闻出版署批准，广西民族医药研究所创办的《民族医药报》（试刊）于1989年1月5日正式刊行，从1992年起由半月报改为周报。

《民族医药报》是我国历史上第一份民族医药专业报纸，专门介绍民族民间验方、秘方和家庭医疗保健知识，交流各民族民间独特的防病治病方法，普及各民族民间实用、简便、有效的医疗保健知识。

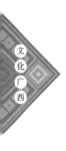

壮医执业医师考试开考

经卫生部、国家中医药管理局批准同意，从2008年开始，正式在广西开展中医药类别中医（壮医）专业资格考试试点工作。经过两年考试试点工作，从2010年开始，壮医的医师资格考试正式纳入国家医师资格考试范围，实行一年一考制。

如今，已有1000多名考生获得了国家级别的壮医资格认证，为壮医药的发展夯实了坚定的基础。

广西民族医药研究院和广西壮医医院成立

2002年，在原广西民族医药研究所附属医院的基础上成立了广西壮医医院，与广西民族医药研究所实行"一套人马，两块牌子"管理。2007年，广西壮医医院被列为国家中医药管理局"十一五"期间重点建设的全国十家民族医医院之一。2009年6月，经自治区机构编制委员会和自治区卫生厅批准，更名为"广西壮族自治区民族医药研究院"。

广西国际壮医医院成立

广西国际壮医医院作为自治区成立60周年大庆的重大公益性民生工程，于2016年3月经自治区机构编制委员会批准正式设立，为归属广西中医药大学管理的正处级公益二类事业单位，原广西壮族自治区民族医药研究院（广西壮医医院）整建制并入，增挂广西壮族自治区民族医药研究院牌子，实行"一套人马，两块牌子"管理。

广西国际壮医医院总占地面积20万平方米，建筑总面积18.75万平方米，总投资15.56亿元，一期设床位1000张，医院现有职工1500余人。

广西国际壮医医院立足广西、面向全国、辐射东盟，力争以一流的人力、一流的技术、一流的设备、一流的环境、一流的服务为国内外民众提供有效、安全、方便、价廉的医疗、保健、康复服务，努力打造成为具有鲜明壮瑶医药特色的现代化、国际化、信息化区域医疗中心。

21世纪以来，尤其是党的十八大以来，党和国家高度重视民族医药事业的发展，制定和出台了一系列扶持和促进民族医药事业发展的政策和法规，壮医药的发展迎来前所未有的好机遇。如今，经过近40年的深入发掘、整理和研究创新，壮医药形成了具有地域特色的民族医学体系，构建了完备的壮医理论体系，跻身我国传统医药之林，成为我国民族医学具有代表性的医学体系之一，为壮族人民的健康繁衍保驾护航。

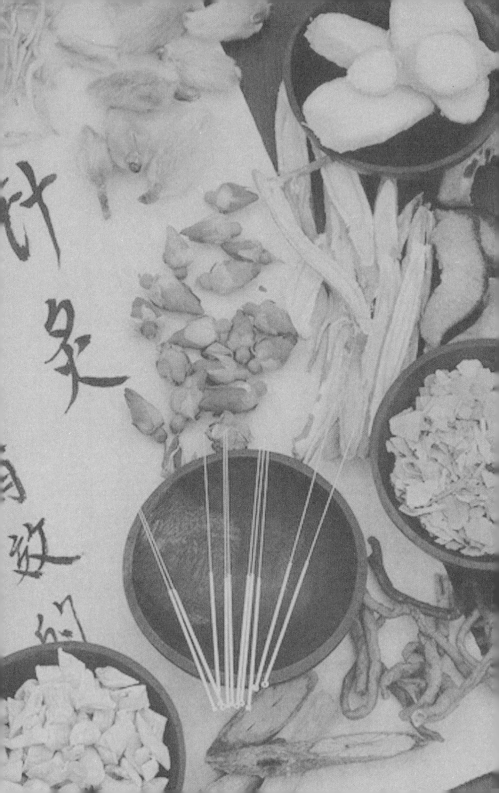

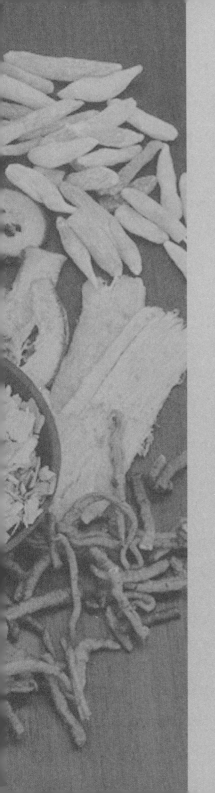

壮医理论——
顺应天地

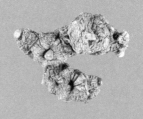

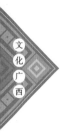

壮医名词术语

壮医理论体系的形成，是以壮族先民和无数民间壮医千百年的生活、生产及临床实践为基础的，是壮医药成为一门相对独立和有传统文化背景及特点的民族医药学的重要标志，也是壮医药学在学术领域中趋于成熟的体现。壮医理论体系不仅包括壮医对人体与大自然的关系的宏观认识，还包含对人体自身脏腑器官、骨肉气血及其功能的理解，以及对各种疾病的病因、病机和诊断防治方法规律性的总结。为了便于大家对壮医有更直观的认识，下面将常见的壮医名词术语进行科普。

阴阳：是中国古代哲学中的一个抽象概念。阴阳学说认为，所有事物和现象都能划分为阴阳两个方面。

三道两路：谷道、气道、水道、龙路、火路的总称。

谷道：壮语汉译音"条根埃"，类似于现代医学的消化系统，能消化吸收食物，为生命活动提供营养物质。

气道：壮语汉译音"条啰嘿"，类似于现代医学的呼吸系统，能吸入自然清新之气，呼出污浊之气，实现人与自然界的气体交换。

水道：壮语汉译音"条啰林"，类似于现代医学的泌尿系统，能排泄体内多余的水液。

龙路：为内脏骨肉输送养分的管状通路，类似于现代医学的血液循环系统。

火路：为感知和传导机体内外各种信息的通路，类似于现代医学的神经系统。

嘘（壮语汉译音，即"气"）：有两个含义，一是呼吸之气，二是人体某些功能和动力的代称。

勒（壮语汉译音，即"血"）：营养全身脏腑骨肉、四肢百骸。其来源于饮食的水谷及天地之气。

巧坞（壮语汉译音，即"大脑"）：归属于火路，感知来自体内外的各种信息并做出反应，具有统筹、思考的功能，主宰精神情志活动。

咪心头（壮语汉译音，即"心脏"）：归属于龙路，主宰血液在龙路网络内的运行，将血液送达人体组织器官，营养全身。

咪叠（壮语汉译音，即"肝"）：归属于谷道，疏泄气血，调理气机，促进食物的消化。

咪背（壮语汉译音，即"胆"）：归属于谷道，主管胆汁分泌，协助消化食物。

咪隆（壮语汉译音，即"脾"）：归属于谷道，主管食物消化吸收。

咪胴（壮语汉译音，即"胃"）：归属于谷道，主管受纳和腐熟食物。

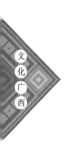

咪虽（壮语汉译音，即"肠"）：归属于谷道，消化吸收食物精微，排出食物残渣。

咪腰（壮语汉译音，即"肾"）：归属于水道，主管水液的调节与排泄。

咪小肚（壮语汉译音，即"膀胱"）：归属于水道，协助肾调节水液的排泄。

咪花肠（壮语汉译音，即"胞宫"）：属生殖系统，独立于三道两路之外，主要功能是孕育后代。

夺（壮语汉译音，即"骨"）：与皮、筋、肉一起构成人体支架和外形，具有支撑人体站立、运动等功能。

诺（壮语汉译音，即"肉"）：与皮、筋、骨一起构成人体的支架和外形，可抵御外邪，保护内部器官。

道路不畅：谷道、气道、水道、龙路、火路以通为用，若三道两路阻塞，或调节失度，就会导致疾病的发生。

天人自然观

阴阳理论

　　阴阳理论认为，凡是运动的、外向的、上升的、温热的、明亮的、无形的、兴奋的、外延的、主动的、刚性的、方的、山南水北的都属于"阳"；凡是相对静止的、内向的、下降的、寒冷的、晦暗的、有形的、抑制的、内收的、被动的、柔性的、圆的、山北水南的都属于"阴"。

　　阴阳具有相关性的原则。阴阳理论认为，用阴阳分析的事物或现象，它应该是在同一范畴、同一层次或同一交点的，即在相关的基础上的，不相关的事物或现象不宜分阴阳。也就是说，阴阳是相互关联的一种事物或是一个事物的两个方面。自然界中任何事物或现象都包含着既相互对立，又互根互用的阴阳两个方面。

　　阴阳理论在中国古代是非常重要的哲学理论。正如《素问·阴阳应象大论》所说的："阴阳者，天地之道也，万物之纲纪，变化之父母，生杀之本始，神明之府也！"

　　在中国古代的传统医学中，一般把对人体具有推进、温煦、

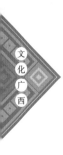

兴奋等作用的物质和功能统归于阳，对人体具有凝聚、滋润、抑制等作用的物质和功能统归于阴。

壮族先民很早就有了阴阳概念。通过与中原汉族文化的交流和互动，阴阳概念在壮族地区生产、生活中的应用更为广泛，也被壮医作为解释大自然和人体生理病理之间种种复杂关系的说理工具。

《广西通志·卷十七》载壮族民间"笃信阴阳"。著名壮医罗家安在其《痧症针方图解》一书中，就明确以阴盛阳衰、阳盛阴衰、阴盛阳盛对各种痧证进行分类，并作为辨证的总纲。

壮医认为大自然的各种变化，都是阴阳对立、阴阳互根、阴阳消长、阴阳平衡、阴阳转化的反映和结果。阴盛阳盛的说法较为特殊，其形成是否与壮族地区气温偏高，同时雨水充沛的自然现象及某些痧证的特殊症状表现有关，有待深入探讨。

具体来说，阴阳理论贯穿在壮医理论的各个方面，用来说明人体的组织结构、生理功能、病理变化，并指导着临床诊断和治疗。

阴阳理论可以说明人体的组织结构。人体可划分为阴阳两部分。就人体脏腑组织的部位来说，上部为阳，下部为阴；体表属阳，体内属阴。就其背、腹、四肢内外侧来说，背属阳，腹属阴；四肢外侧为阳，四肢内侧为阴。以脏腑来分，五脏属里，故为阴；六腑属表，故为阳。具体到每一脏腑也可有阴阳之分，如有心阴心阳、肾阴肾阳等。

阴阳理论可以说明人体的生理功能。人体正常生命活动是阴阳两个方面保持对立统一协调关系的结果。如以功能物质而言，功能属阳，物质属阴，人体的生理活动是以物质为基础的，没有物质运动就无以产生生理功能。人体功能与物质的关系，也就是阴阳相互依存、相互消长的关系。如果阴阳不能相互为用而分离，人的生命也就终止了。

阴阳理论可以说明人体的病理变化。疾病发生是因为阴阳失调，诸如阴胜则寒、阳胜则热、阳虚则寒、阴虚则热等病证，都是阴阳不调和的结果。

阴阳理论在壮医的临床应用很常见。调整阴阳，恢复阴阳相对平衡，是壮医治疗的基本原则。阳邪胜则热，宜用寒药以制其阳；阴邪胜则寒，宜用温热药以制其阴；对于虚证病患，阳虚者扶阳，阴虚者补阴，使阴阳偏胜偏衰的异常现象回归于正常状态。

天地人三气同步理论

壮医天地人三气同步理论，是1985年柳州地区民族医药研究所著名老壮医覃保霖先生在《壮医学术体系综论》（《内蒙古中医药》，1985年第3期）一文中首先提出的。当时的广西民族医药研究所科研人员在对壮族聚居地区河池、柳州、南宁、百色等民间壮医的实地调查后，也证实确有此说法。

天地人三气同步，是根据意为"人不得逆天地"或"人必须顺天地"的壮语意译过来的。其主要内涵如下：

①人禀天地之气而生，为万物之灵。人的生、长、壮、

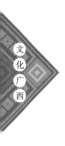

老、死生命周期，受天地之气涵养和制约，人气与天地之气息息相通。

②天地之气为人体造就了生存和健康的一定"常度"，但天地之气又是在不断地变化着的。日夜小变化，四季大变化，是为正常变化；地震、火山爆发、台风、洪水、陨石雨等则是异常变化，是为灾变。人作为万物之灵，对天地之气的变化有一定的主动适应能力，如天黑了会引火照明、天热了会出汗、天冷了会加衣被、洪水来临会登高躲避等，甚至妇女月事也与月亮的盈亏周期有关。诸如上述天地之气的变化，人如能主动适应，就可维持生存和健康的"常度"；如不能适应，就会受到伤害并导致疾病的发生。

③人体是一个小天地，也是一个有限的小宇宙单元。壮医认为，整个人体可分为三部：上部"巧"（壮语汉译音，即"天"），包括外延；下部"胴"（壮语汉译音，即"地"），包含内景；中部"廊"（壮语汉译音，即"人"）。人体内三部之气同步运行，制约化生，才能生生不息。形体与功能相一致，大体上天气主降、地气主升、人气主和，升降适宜，中和涵养，则气血调和、阴阳平衡、脏腑自安，并能适应大自然的变化。

人体的结构与功能，先天之气与后天之气，共同形成了人体的适应与防卫能力，从而达到天地人三气同步的健康境界。

生理病理观

壮医对人体生理和病理的认识，与中国其他传统医学类似。

脏腑气血骨肉乃根本

脏腑气血骨肉是构成人体的主要物质基础。壮医将位于颅内和胸腔、腹腔内相对独立的实体都称为脏腑，但没有很明确的"脏"和"腑"的区分观念。

颅内容物壮语称为"坞"（壮语汉译音，下同），含有统筹、思考和主宰精神活动的意思。如出现精神症状，壮医统称为"坞乱"或"巧坞乱"，即总指挥部功能发生紊乱的意思。

壮语称心脏为"咪心头"，有脏腑之首的意思。壮语称肺为"咪钵"、肝为"咪叠"、胆为"咪背"、肾为"咪腰"、胰为"咪曼"、脾为"咪隆"、胃为"咪胴"、肠为"咪虽"、膀胱为"咪小肚"、妇女胞宫为"咪花肠"。这些内脏各有自己的功能，共同维持人体的正常生理状态，没有表里之分。当内脏实体受损或因其他原因引起功能失调时，就会引发疾病。

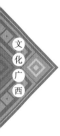

"夺"（骨）和"诺"（肉）构成人体的框架和形态，并保护人体内的脏器在一般情况下不受伤害。骨肉还是人体的运动器官，体内谷道、水道、气道及龙路、火路也都往返运行于骨肉之中。骨肉损伤，可导致上述通道受阻而引发其他的疾病。

"勒"（血）是营养全身骨肉脏腑、四肢百骸的极为重要的物质，得天地之气而化生，赖天地之气以运行。血液的颜色、质量和数量有一定的"常度"，血液的变化可以反映出人体的许多生理和病理变化。刺血、放血、补血是壮医治疗多种疾病的常用方法。查验血液颜色变化及黏稠度变化，是壮医判断疾病预后的重要依据之一。

壮医对"嘘"（气）极为重视。气为阳，血为阴。气是动力，是功能，是人体生命活力的表现。气虽然肉眼看不见，但是活人的气息，一呼一吸，进出的都是气。壮医判断一个病人是否已经死亡，主要依据三个方面：①"巧坞"（大脑）是否还清醒，人死了，大脑就停止活动，再不会清醒和思考了；②"咪心头"（心脏）是否还在跳动，人死了，心脏就会停止跳动；③"馕"（鼻孔）是否还有呼吸，即有无进出气，人死了，呼吸就会停止，自然不会有气进出了。可见有气无气，是生与死的界限和标志。在这个意义上，可以说人体生命以气为原、以气为要、以气为用，有了疾病也以气为治。

壮医将人的精神活动、语言及思考能力，归结为"巧坞"（大脑）的功能。故凡是精神方面的疾病，在治疗上都要着眼于调整大脑的机能。大脑为上部天，位高权重，全身骨肉、气血、脏腑器官都要接受大脑的指挥，是名副其实的人体总指挥部。大脑乱、大脑坏，就会指挥失灵、失误，从而导致其他脏腑功能失调，使三气不能同步而引发全身性的疾病，甚至死亡。

天地人三气同步则机体安

壮医天地人三气同步主要是通过人体内的谷道、水道和气道及其相关的枢纽脏腑的制化协调作用来实现的。

壮医认为，五谷禀天地之气以生长，赖天地之气以收藏，得天地之气以滋养人体。

五谷进入人体得以消化吸收之通道称为"谷道"，主要是指食道和胃肠道，其主要功能是摄纳和消化吸收饮食水谷，排出粪便，其化生的枢纽脏腑在肝、胆、胰。

人体水液进出的通道称为"水道"，其主要功能是摄纳液体和排出汗、尿，其调节枢纽为肾和膀胱。人体有水道才能进水液、出水液，并保持动态平衡。

气道是人体之气与大自然之气相互交换的通道，进出于口鼻，其交换枢纽的脏腑为肺。

"三道"之中，谷道、水道同源而分流，在吸收水谷精微营养物质后，谷道排出粪便，水道排出汗、尿，而气道与大自然发生最直接、最密切的联系。"三道"畅通，调节有度，人体之气就能与天地之气保持同步协调平衡（即健康状态），"三道"阻塞或调节失度，则天地人三气不能同步而百病生。

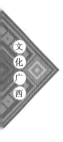

"两路"通畅即平安

龙路与火路虽未直接与大自然相通，但却是维持人体生理功能、反映疾病动态的两条极为重要的内封闭通路。

壮医认为，龙是制水的，龙路在人体内即是血液的通道（某些老壮医又称为血脉、龙脉），其功能主要是为内脏骨肉输送营养。龙路有干线及网络遍布全身，循环往来，其中枢在心脏。龙路通畅，则阴阳平衡，身体健康；若龙路阻滞不畅，则脏腑骨肉缺乏营养而百病生；若龙路闭塞不通，则致机体枯竭甚至死亡。

壮医认为，火为触发之物，其性迅速，感之灼热。火路在人体内为传感通道，即"信息通道"，其中枢在"巧坞"（大脑）。火路跟龙路一样，有干线及网络遍布全身，使正常人体能在极短的时间内，感受外界的各种信息和刺激，并经中枢"巧坞"的处理，迅速做出反应，以此来适应外界的各种变化，实现三气同步的生理平衡。若火路阻滞甚至阻断，则人体降低或丧失对外界信息的反应能力和适应能力而导致诸多疾病，甚至死亡。

病因病机论

重视外毒，以毒攻毒

壮族地区位于亚热带，山林茂盛，气候湿热，野生有毒的动植物和其他毒物尤多，如毒草、毒树、毒虫、毒蛇、毒水、毒矿等，动植物腐败而产生瘴毒。难怪唐代陈藏器在《本草拾遗》中称："岭南多毒物，亦多解物，岂天资乎？"

痧、瘴、蛊、毒是岭南地区的常见和多发病证，均由强烈而难以抵御的外毒引起。《后汉书·马援传》载："出征交趾，土多瘴气。"马援南征时，"军吏经瘴疫死者十四五"，可见瘴气为害之烈。宋代范成大的《桂海虞衡志》也指出："瘴，二广惟桂林无之，自是而南皆瘴乡矣。""两江（按：指左江、右江）水土尤恶，一岁无时无瘴。春曰青草瘴；夏曰黄梅瘴；六七月曰新禾瘴；八九月曰黄茅瘴。土人以黄茅瘴为尤毒。"

无数中毒致病甚至死亡的实例和教训，使壮族先民对毒有着特别直接和深刻的认识，所以总结出丰富的解毒治疗方法。对各种外毒引起的疾病，壮医经历了长期的探索和实践，得出了"以

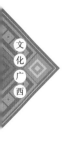
毒攻毒"的治疗措施。

据众多有关古代壮医治疗各种毒病的文献记载，以及对民间壮医的实地调查发现，壮医特别喜欢用具有一定毒性的药物来治疗因染毒而引发的疾病。

一般来说，邪毒、毒物进入人体后，是否发病取决于人体对毒邪的抵抗力和自身解毒功能的强弱，亦即取决于人体内正气的强弱。但中毒后邪毒阻滞三道两路或损耗正气至虚极衰竭，极易导致病情迅速加重而死亡。但是，在古代壮族地区，解毒的方法匮乏，于是人们寻找一种以毒攻毒的方法。

《诸病源候论》记载了岭南俚人用来治疗疑难杂症的五种毒药，尤其是外毒引起的危病重症，这五种毒药分别是不强药、蓝药、焦铜药、金药、菌药；《肘后备急方》也记载了岭南俚人防治沙虱毒、瘴毒、箭毒、蛇毒的经验方，其药物组成也是本着以毒攻毒的原则进行的；《本草纲目》中有关于岭南人用毒药的记载，如用断肠草治顽癣和疔疮、马兜铃解蛊毒、黄藤解饮食毒等。

毒虚理论，强身治病

毒虚理论颇具壮医特色。毒性的判断是以对人体是否构成伤害及伤害致病的程度为依据的。有的毒性猛烈，有的则是缓慢发挥毒性作用；有的是有形之毒，有的是无形之毒；有的毒只损伤皮肉，有的毒则伤害脏腑或阻塞体内重要通道，从而极大地伤害机体生理功能而致病，甚至死亡。

毒之所以致病，是因为毒性本身与人体正气势不两立，正气可以祛毒，邪毒也可损伤正气。两者争斗，就看孰强孰弱了。若正不胜邪，则会导致三气同步失调，或脏腑功能障碍，或阻滞三道两路而致病。因各种毒的性质不同，侵犯的主要部位也不同，作用的机制各异，以及人体对毒的抵抗程度不同，在临床上表现的典型症状和体征也各不相同。

虚即正气虚或气血虚。虚既是致病的原因，同时也是病态的反映。作为致病的两大因素之一，虚本身可以表现出软弱无力、神色疲劳、形体消瘦、声低息微等临床症状，甚至衰竭死亡。而且虚也可使体内的运化能力和防卫能力相应减弱，特别容易招致外界邪毒的侵袭，出现毒虚并存的复杂临床症状。

虚的原因，壮医归结为两个方面：一是先天禀赋不足，父母羸弱、孕期营养不良或早产等致虚；二是后天过度劳作，或与邪毒抗争气血消耗过度而得不到应有的补充，或人体本身运化失常，摄入不足而致虚。

总之，毒或虚可使人体失去"常度"而表现为病态。如果这种病态得到适当的治疗，或人体的自我防卫、自我修复能力能够战胜邪毒，则人体"常度"逐步恢复而疾病趋于好转至痊愈；否则，最终会因三气不能同步，导致人体气脱、气竭而死亡。

壮医强调机体虚弱、正气不足在疾病转归中的重要作用。壮族人民十分重视锻炼身体和饮食调理，如左江花山岩画的古人练功图、浸泡各种马蜂酒治疗风湿病、进食蚂蚁干（粉）或蚂蚁酒强身健体防病治病等，其目的是让机体正气强起来，使入侵的毒气弱下去或完全消灭掉，从而治病强身、延年益寿。

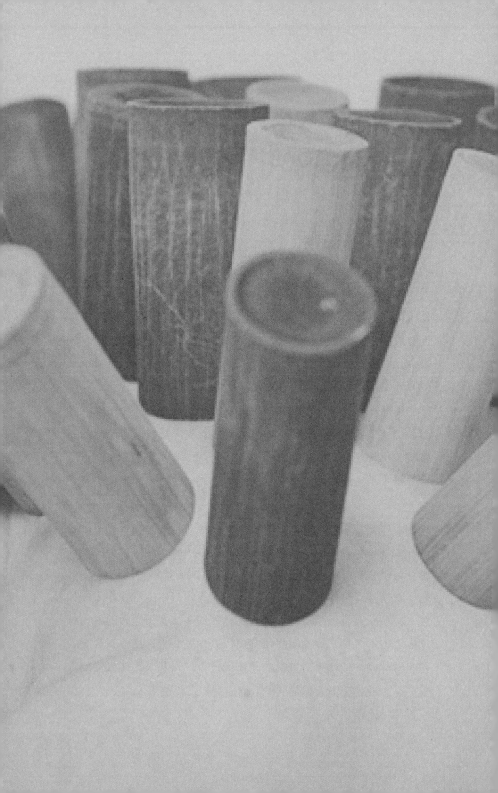

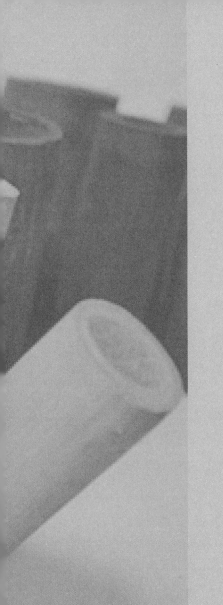

壮医诊疗

简单实用

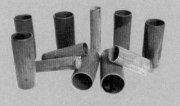

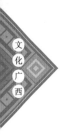
壮医诊病原则

壮医诊断疾病是在一定的原则指导下，按照一定的程序进行的。壮医诊断疾病有以下特点。

整体诊察，数诊合参

人体是一个有机的整体，其各个组成都是不可分割的。在生理上，人体的"巧"（天）、"廊"（人）、"胴"（地）三部与自然界同步运行，制约化生，生生不息，人体谷道、水道、气道畅通，龙路、火路无阻，则"嘘"（气）、"勒"（血）得以运行，脏腑"夺"（骨）、"诺"（肉）肢节百骸得以涵养，则人体无病。在病理上，若正气不足，痧、瘴、蛊、毒等诸毒邪循龙路、火路内侵，水道、谷道、气道不畅，脏腑骨肉失衡或失养，天人地三气同步的状态被打破，则百病衍生。

依靠谷道、水道、气道的沟通，以及龙路、火路网络的相连，内部脏腑的病变可反映于体表。因此，壮医在诊断疾病时注重的第一个原则就是整体诊察，检查务尽，尽可能多地收集病变征象，为正确诊断提供足够依据。

　　壮医除重视整体诊察外，还强调数诊合参。壮医诊法各具特点和适用性，如"勒答"（眼睛）的状况，必须通过望诊才能知道；病者是否有"巧坞"乱而致的言语错乱，须进行听诊；谷道、水道废物之气味如何，须进行闻诊；病者是否有疼痛，所苦何在，须详细询问；龙路、火路"嘘"（气）之多少，"勒"（血）之充盈与否，须按诊才明确；等等。有经验的老壮医会将多种诊断手段在临床上合理综合运用，得心应手。

全面诊查，突出重点

　　全面诊查，突出重点，有两层含义。第一层含义是在全面诊查病者"巧"（天）、"廊"（人）、"胴"（地）各部位的基础上，重点诊查与病变密切相关的部位。如"咪叠"（肝）的病变，应重点观察"勒答"（眼睛）有无发黄，右上腹有无压痛、肿块，等等；"咪花肠"（胞宫）病变应重点检查中下腹，看有无肿物、压痛等。另一层含义是在数诊合参的基础上，根据不同疾病的特点重点采用某一诊法。例如，对某些"咪胴"（胃）病、癌肿，可重点采用壮医目诊法；对某些女性患者"咪花肠"（胞宫）病变，可重点运用农氏腹诊法并结合现代医学进行妇科检查。

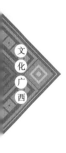

循序诊查，综合判断

壮医诊断的最终目的是为临床治疗提供依据。壮医诊断与治疗按一定的程序有步骤地进行，可分为五步。

第一步：从患者主诉及问诊所得资料来确定主要症状和典型症状。在此基础上判断该病是属虚还是属毒引起的。若病属虚引起的，则分辨是阴虚还是阳虚，或是气虚还是血虚；若病属毒引起的，则进一步判明毒邪的种类和性质，诊断病名和病性。

第二步：在多种诊法所得资料的基础上全面分析，做出病机和病位的判断。

第三步：综合患者全身情况，判断是属阴证还是属阳证，对疾病做出轻重预后的诊断。

第四步：在综合判断的基础上，确定治疗原则，选定主要方药和辅助方药。

第五步：根据毒邪性质和病机病位，为患者提供合理的饮食起居宜忌等辅助治疗措施。

壮医诊法简介

壮医目诊

"大夫，谢谢你了。上次你帮我看眼睛，提醒我做肛肠检查。我到医院肛肠科给大夫认真诊查后，发现了一个小小的肿瘤。手术后做病理检查，发现是早期癌。现在手术治疗半年了，也没有复发的迹象。壮医真的厉害哟！"一位中年男性患者真诚地向医生致谢。

旁边等候看病的另一位中年女性患者也说："对，对，目诊真的神了。我也是通过目诊检查，发现了早期卵巢肿瘤，手术后没有扩散。妇科医生都说了，一般的妇科检查也难以发现这种小小的肿块，等出现临床表现时，大多是晚期了，非常难治，后果难料。我想让医生再认真看一下，身体其他部位有没有隐性疾病。"

医生谦虚地说："说老实话，壮医目诊并没有那么神。目诊只能是大概提出一种可能，还是要做进一步的医学检查才能确诊的。"

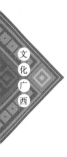

"当然，这种无伤害的检查方法还是不错的，尤其是对某些恶性肿瘤，诊断的准确概率大大提高。"医生补充道。

壮医目诊真的有这么神通广大吗？

壮医目诊是一种根据眼睛的色泽、形态、眼睛上脉络的变化等来辨别疾病的病因、病位、病性和推测疾病预后的一种诊断方法，是壮医诊断疾病的重要手段之一。

壮医认为，眼睛是天地赋予人体的窗口，是天地人三气的精华所在，人体三道两路的精气都上注于眼睛。因此，眼睛能够反映疾病的病位、病性等特征。目诊可以诊断疾病、推测预后，很多疾病都可以通过壮医目诊进行诊断。其诊法的原理是人体不同的器官、不同的组织、不同的部位的病变都可以在巩膜（白睛）上有特定的信号反映区；同一器官、同一组织的不同疾病，在反映区上可以有不同的异变信号，同时根据眼睛上异变信号的变化还可以判断疾病的新旧轻重。目诊的优势是诊断较准确、迅速、操作简便、易学易懂，无创伤性、安全可靠，经济实惠、便于推广，司外揣内、见微知著，有助于下一步体检和普查，可预测未病、防患未然，总结起来就是"简、便、验、廉、捷"。

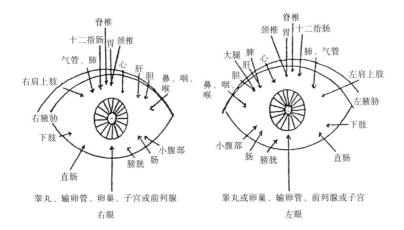

● 白睛诊法定位图

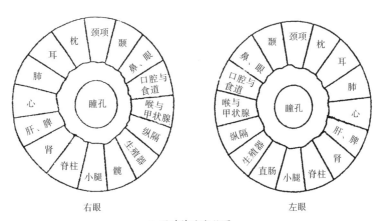

● 黑睛诊法定位图

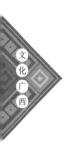

壮医望诊

　　望而知之谓之神。望诊是诊疗过程中非常重要的一环。壮医理论认为，人体依谷道、水道、气道直接与自然界相通，靠龙路、火路网络沟通内外上下。临床上，就能通过观察外部变化来推测机体内部的生理或病理状态。

　　壮医望诊包括望神、望面、望耳、望鼻、望口唇、望咽喉、望皮肤、望三道废物、望舌等。前面介绍的壮医目诊，其实也是壮医望诊的重要组成部分。

　　望神：人的精神情志活动有赖于"巧坞"的功能，有赖于"嘘"（气）、"勒"（血）等物质的濡养。"巧坞"在上属天，位高而权重，为人体各部的总指挥部，神志异常多为"巧坞"本身病变或其他疾病引起"巧坞"乱、"巧坞"坏。一般而言，精力充沛、反应灵敏、目光炯炯、思路清晰，表示"嘘""勒"充足，"巧坞"得养，或病轻毒浅；反之，萎靡不振、反应迟钝、目光呆滞、气息微弱，多为"巧坞"失养，体虚毒重。

　　望面：主要通过观察面部颜色与光泽的变化来诊断疾病。面部密布龙路、火路网络，人体正气的盛衰、邪毒的轻重都可以从面部诊查出来。广西隆安县有一位老壮医善用面部望诊来诊断阴疮（包括某些恶性肿瘤）及鼠疮（淋巴结结核）。他的经验是，患者额部及眉心（印堂）部位暗黑色或灰色无华者，提示体内可能有阴疮存在；若暗黑灰色自上而下延伸，说明阴疮由轻变重；

若暗黑灰色延伸至两颧，多数为病情危重。一些民间壮医还采用望面诊断各种不同类型的病证，如羊毛痧、蚂蟥痧、七星痧等。

望耳：主要观察耳部形态、色泽及分泌物的情况。正常情况下，人的耳郭红润而柔厚。耳薄而黑者为"咪腰"（肾）亏损；小儿耳背发凉，并见血络显现，多为麻疹先兆；耳内流渗脓水，腥臭不可闻者为"呗耳"（耳疮）。

望鼻：主要观察鼻子形态、色泽的变化。鼻为气道之门户，易受外来毒邪入侵。鼻涕清稀者，为风寒之毒上袭；涕浊而黏者，为风热之毒上袭；鼻梁塌陷者，为麻风或梅毒；鼻翼扇动而喘，多属热毒内犯；鼻扇（鼻孔两翼因呼吸急促而扇动的症状），多因肺热，或见于哮病，是肺气不宣、呼吸困难的表现。若重病中出现鼻孔扇张，喘而额汗如油，是"咪钵"（肺）或"咪腰"（肾）衰败之征，气道不用，危如累卵，需立即救治。

望口唇：主要观察口唇形态、色泽、润燥的变化。正常口唇色淡红而润泽。口唇色绛红多为热毒，色淡白为虚，色青紫为寒毒、瘀血、痛证。口唇干裂多为热毒、火毒内盛，伤阴所致。

望咽喉：主要观察咽喉的形态、色泽的变化。咽喉为谷道、气道的门户。咽部红肿而痛，多为风热火毒内攻，或"咪钵"（肺）、"咪胴"（胃）热毒盛；咽部淡红鲜嫩，为虚火之毒上攻。

望皮肤：主要观察皮肤的色泽和形态变化。皮肤为人体一身之表。邪毒自外而入，皮肤首当其冲。皮肤密布龙路、火路网络，人体正气的盛衰、毒气的轻重都可从皮肤上反映出来。

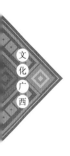
望"三道"废物：废物是指气道排出的痰涎，谷道排出的呕吐物、大便，以及水道排出的尿液等。

望舌：舌居气道、谷道门户，毒之轻重也可从舌的舌苔、舌质等反映出来。

壮医甲诊

甲诊是壮医特色诊断方法之一。甲诊是通过观察双手指甲的形态、质地、色泽的变化来诊断疾病，具有简单、快捷、实用的特点。

壮医认为，气血和水谷通过龙路、火路而运化。邪毒内侵或湿热毒内生时，也是借龙路、火路为通道而导致诸多病证。人体指甲上下密布龙路、火路末梢的网络分支，邪毒的轻重、气血的盈亏、脏腑骨肉的功能状态可以从指甲反映出来。一般通过察颜色、察质地、察月痕、察压甲尖等来诊断。

壮医耳诊

壮医认为，耳郭与人体各部存在某种生理的内在联系，在病理上表现出一定的反应规律。当人体有病时，耳郭相应部位就会出现变色、突起、凹陷、水肿、充血、敏感点、缺损等征象。因此，诊病时诊察耳郭对疾病的诊断有一定的参考价值。

耳诊分为耳尖诊断法和耳郭诊断法。耳尖诊断法是医者用其拇指置于患者耳尖下部，食指与中指贴在耳尖顶部。若触之有微冷至冷冻感，多预示三天内患外感性疾病；若触之有热感，则为热气上承之征，无疾为体健之征，有疾则为热毒为患。耳郭诊断法主要通过观察耳郭形色的变化来诊断疾病。耳郭色淡白多为虚寒，色青黑则为痛证；耳郭肉薄而干枯，为先天肾气不足；耳郭红肿热痛，为邪毒内盛。

壮医闻诊

壮医闻诊是指听辨患者的呼吸、咳嗽、呕吐、呃逆、嗳气、叹息、喷嚏、哈欠、肠鸣等声响，以及嗅患者气味，来判断病情的诊察方法。

健康人的语声因性别、年龄大小、体质强弱而有明显差异，但正常情况下应发声自然，声音柔和圆润，语言清晰。

通过嗅气味来辨别疾病，主要嗅闻废物气味和特殊体气。恶臭异常者，多系热毒为患，或湿热之毒内阻；嗅味不显或无异味者，多为寒毒或阳虚。

壮医询诊

询诊是对患者或陪诊者进行有目的的询问，以了解疾病的起始、发展及治疗经过、现在症状及其他与疾病有关的情况，来诊察病情的方法。

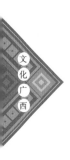
　　临床上，一般将患者主诉作为症状诊断的重要依据。询诊的程序为询主症、询伴随症、询发病及治疗经过、询一般情况、询远事、询家事。询诊的主要内容大致可包括询寒热、询汗、询疼痛、询饮食口味及二便情况、询睡眠、询专科情况等。询诊与其他诊法所得合参，就更能正确把握疾病的本质及发展趋势。

壮医按诊

　　壮医按诊是对患者的肌肤、手足、胸腹或其他病变部位进行触摸按压，以测知局部有无冷热、硬块、压痛、瘀块或其他异常变化，以推断疾病的病位和病性的一种诊断方法。其中，按肌肤主要观察肌肤之寒热、荣枯、润燥及有无肿胀等。

壮医治则六字诀

　　壮医治则是指在壮医基本理论指导下制定的，对防治疾病具有普遍指导意义的原则。壮医治则是壮医基础理论的重要组成部分，在壮医防治疾病的过程中起着重要的统领作用。

　　治法是在治则指导下制定的针对疾病与证候的具体方法，治法更为具体和灵活多样。审证立法，依法用方，治法是制方、用方、选药的依据，各种疗法如壮医火针疗法、壮医针挑疗法、壮医陶针疗法、壮医油针疗法、壮医神针疗法、壮医药线点灸疗法、壮医灯花灸疗法、壮医火攻疗法、壮医刮痧疗法、壮医佩药疗法、壮医滚蛋疗法、壮医药物竹罐疗法、壮医接骨法、壮医经筋疗法、壮医食疗等，在具体运用中均须贯彻治法的精神。

　　总而言之，治则指导治法的确立，治法是治则的具体化，由治则所规定，并从属于一定的治则。因此，治法上贯治则，下统方药，承上启下，是壮医治疗过程中的关键环节。

　　壮医诊治讲究简明实用，主要有三大治疗原则：调气、解毒、补虚，这是指导临床对病证治疗过程的原则，对临床治疗方案、方法的选择与确定具有重要的指导作用。

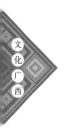

调气

壮医认为气是人体生命活动力的表现。调气就是利用特定的方法调节人体气机，使人体天地人三气保持通畅，进而实现天人地三气同步运行。

解毒

广义的毒是所有致病因素的总称；狭义的毒是指具体的对人体有害、有毒之物，分痰、瘀等内毒和风、寒、热等外毒。解毒是通过药物内服或药敷、熏洗、刺血、刮疹、拔罐等外治法的排毒来达到治疗目的的一类方法。壮族地区使用的解毒药有上百种。如独脚莲、草鞋青、苦荬菜等共用解蛇毒、虫毒；用橄榄、白萝卜等解酒毒；用黄脉九节解木薯、断肠草中毒；等等。

补虚

虚即正气虚或气血虚。壮医常常通过食补或药补以补益人体气血，调整人体的机能以达到正常的状态。

虚证多见于慢性病、老年病或邪毒祛除之后的恢复期，治疗以补虚为主。壮医认为扶正补虚，必配用血肉之品，并总结出动物药的应用经验：介甲之类滋阴潜阳，安神定魄；飞禽走兽滋养气血，燮理阴阳等。血肉有情之品多为气血双补的美味食物，虚者常服自然有益，但不可过量服用。

临床技法丰富

壮医火针疗法

　　壮医火针疗法是将针尖烧红后迅速刺入体表，以治疗疾病的一种方法，适用于各种风湿痹病引起的关节红肿、疼痛，细菌、病毒引起的局部组织红肿，陈旧性外伤所致的局部瘀血，淋巴结结核，关节囊肿，等等。

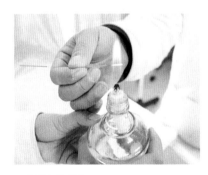

● 壮医火针疗法

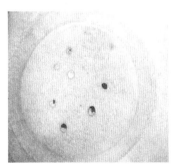

● 壮医火针及拔罐治疗后出黄水

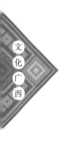

壮医针挑疗法

壮医针挑疗法是用特制针或大号缝衣针，通过不同手法，挑破浅层皮肤异点或挑出皮下纤维，以治疗疾病的一种疗法，适用于痧证及内科、外科、妇科、儿科、五官科、皮肤科、泌尿科、男科等常见病、多发病和疑难病。

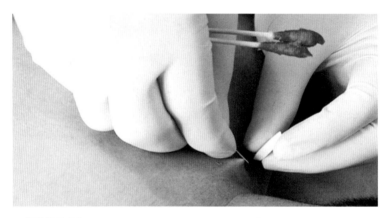

● 壮医针挑疗法

壮医陶针疗法

壮医陶针疗法是用陶瓷片敲击或磨制成针状的医疗用具，然后在患者体表的相应穴位按压，或刺割至皮下出血，以治疗疾病的一种方法，适用于中风、中暑、局部红肿、小儿夜啼、小儿惊风、风湿痹病等。

壮医麝香针疗法

壮医麝香针疗法又称为麝针疗法，是针尖蘸上麝香后刺入人体以治疗疾病的一种方法，适用于肢体或关节酸胀疼痛、麻木、屈伸不利，陈旧性跌打外伤，淋巴结结核，无名肿毒，等等。

壮医神针疗法

壮医神针疗法是运用微型刀针，选择压痛最明显点入针，然后行小剥离予以强刺激，以治疗疾病的一种方法，适用于颈、臂、肩、背、腰、骶、腿等处软组织的急性、慢性损伤所致的疼痛及非感染性四肢关节痛。

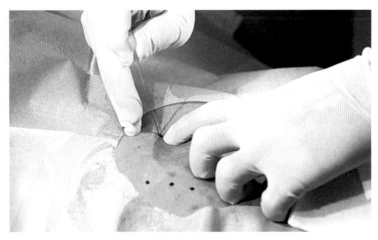

● 壮医神针疗法

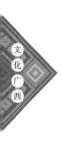

壮医皮肤针疗法

壮医皮肤针疗法又称梅花针疗法，是用针在浅表皮肤叩刺龙路、火路表浅网络，以治疗疾病的一种疗法，适用于头痛、肋痛、脊背痛、腰痛、皮肤麻木、神经性皮炎、面瘫、高血压、失眠、消化不良、顽癣、斑秃、近视、产后缺乳等。

壮医油针疗法

壮医油针疗法是用普通缝衣针，将针尖蘸上桐油烧热后，迅速轻轻地刺入治疗点，以治疗疾病的一种方法，适用于风湿痹痛、无名肿毒、牛皮癣、硬皮病等。

壮医刺血疗法

壮医刺血疗法是用针刺入人体的一定穴位，运用挤压或拔罐等方法使针眼出血，以治疗疾病的一种治疗法，适用于火毒、热毒炽盛的阳证、热证，如痧证、外感发热、跌打损伤瘀积、昏厥、中暑、咽炎、目赤肿痛、腰腿痛等。

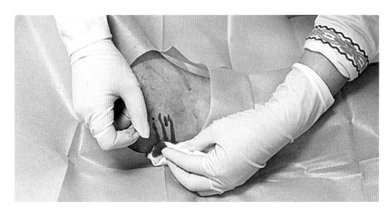

● 壮医刺血疗法

壮医药线点灸疗法

壮医药线点灸疗法是用经过壮药炮制的苎麻线，点燃后灼灸患者体表的穴位或部位，以治疗疾病的一种方法。本法能疏通龙路、火路气机，具有祛风通痹、止痛止痒、活血化瘀、消肿散结等作用，适用于发热、疼痛、麻木不仁、瘙痒等病证。

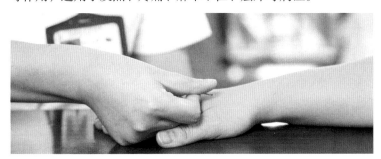

● 壮医药线点灸疗法

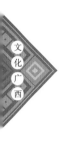

壮医艾灸疗法

壮医艾灸疗法是通过温热刺激疏通龙路、火路气机，逐寒祛毒，消瘀散结，回阳救逆的一种治病方法。艾为菊科多年生草本植物。艾叶气味芬芳，辛温味苦，干燥后容易燃烧，火力温和，故为施灸佳料。本法适用于风湿骨痛、哮喘、虚寒性疾病，如胃痛、腹痛、腹泻、肠梗阻、便秘、痛经、遗尿、脱肛、子宫脱垂、崩漏、带下、乳痈初起、淋巴结结核、瘿瘤、皮肤疣、带状疱疹、昏迷等，也可用于防病保健。

壮医无药棉纱灸疗法

壮医无药棉纱灸疗法简称纱灸疗法，是壮族民间利用棉纱灸患处以防病治病的一种方法。本法具有通龙路、火路气机，祛风除湿，止痛消痹的作用，适用于感冒、风火牙痛、胸闷腹痛、各种神经麻痹疼痛等。

壮医水火吹灸疗法

壮医水火吹灸疗法是先用清水喷淋于疖肿患处，再用艾火继续熏灸患处，并对着患处吹气，让患者有一种舒适感觉的治病方法，适用于各种疖肿。

壮医灯花灸疗法

壮医灯花灸疗法又叫灯草灸或打灯草，是用灯心草蘸茶油或花生油点燃后灸患者穴位的一种方法，分明灯灸、阴灯灸两种，在壮族地区广泛应用，疗效确切，适用于发热、胃痛、腰痛、关节痛、腹泻、慢性中耳炎、昏迷、哮喘、甲状腺功能亢进症等。

壮医刮痧疗法

壮医刮痧疗法是用边缘光滑的牛角刮痧板在体表部位进行由上而下，由内向外反复刮动，以治疗疾病的一种方法，适用于各种痧证、急慢性疾病。

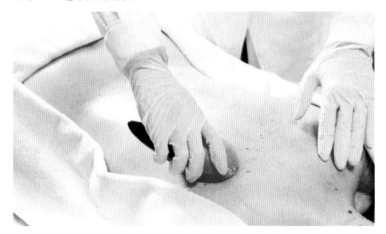

● 壮医刮痧疗法

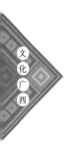

壮医浅刺刺痧疗法

壮医浅刺刺痧疗法是指通过挑刺人体的一定部位，于皮下挤出点滴瘀血，以治疗痧证的一种方法，具有疏通三道两路、清热毒、除痧毒、活血祛瘀、祛湿止痛的作用，主要用于各类痧病（如感冒、发热、咳嗽）、风湿病、急慢性胃肠炎、颈肩腰腿痛、头痛、三叉神经痛、偏头痛、小腿痉挛疼痛、中暑、失眠、黄褐斑、肥胖症等。

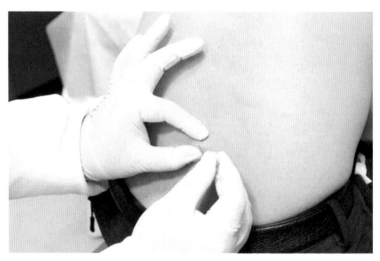

● 壮医浅刺刺痧疗法

壮医火攻疗法

壮医火攻疗法是用加工炮制的药枝，点燃熄灭明火后，用两层牛皮纸包裹，熨灸患者身体一定部位或穴位，以治疗疾病的一种方法，适用于风寒湿痹、腹痛、腹泻、胃下垂、淋巴结结核等病证。

壮医四方木热叩法

壮医四方木热叩法是用四方木烧成炭后叩打患处或穴位的一种外治法，适用于骨质增生引起的腰腿痛、关节痛等病证。

壮医药物熏蒸疗法

壮医药物熏蒸疗法是通过燃烧的烟火或煮药的蒸汽熏蒸患处，以治疗疾病的一种方法。药物经熏蒸作用于肌体后，其挥发性成分经皮肤吸收，局部可保持较高的浓度，能长时间发挥作用，具有祛风寒、散寒毒、除湿毒、消肿痛、散瘀结、通调三道两路的作用，适用于痹病、强直性脊柱炎、慢性腰痛、足跟痛、扭挫伤等。

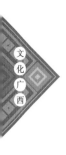

壮医药物熏洗疗法

　　壮医药物熏洗疗法是用壮族地区特有的草药煎水，趁热取药液熏洗皮肤患处，等药液温度适宜后再行沐浴的一种治疗方法，适用于外感、内伤、风湿、痧证、跌打损伤、腰腿痛、风湿性关节炎、各种皮肤病等。

壮医敷贴疗法

　　壮医敷贴疗法是将壮药贴于人体某些部位或穴位上，通过药物的刺激，调节人体天地人三气同步平衡，以治疗疾病的一种外治法，适用于内科、外科、妇科、儿科、五官科等多种常见病、多发病。

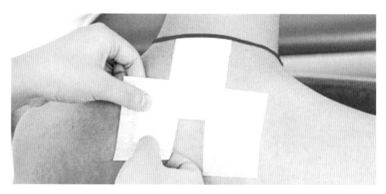

● 壮医敷贴疗法

壮医佩药疗法

壮医佩药疗法是选用一些药物佩挂于人体的一定部位，利用药物的特殊气味，以治疗疾病的一种方法。本法起源于古代壮族的"卉服"，具有解毒消炎、消肿止痛、防病治病的作用，适用于奶疮、淋巴结结核、急性眼结膜炎、小儿疳积、小儿口疮、防病保健等。

壮医点穴疗法

壮医点穴疗法是在患者体表穴位，运用点、按、拍、掐、叩、捶等不同手法，促使机体的功能恢复正常，以防治疾病的一种方法，适用于各种痹病、中风后遗症、消化系统疾病、神经衰弱，以及各种原因引起的疼痛。

壮医滚蛋疗法

壮医滚蛋疗法是用蛋在患者身体有关部位来回滚动，以治疗疾病的一种方法，适用于伤风感冒、风寒咳嗽、肌肉关节疼痛等病证。

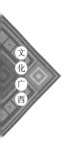

壮医药物竹罐疗法

壮医药物竹罐疗法是将特制的竹罐投入煮沸的壮药汤液中浸泡15分钟，趁热将竹罐吸拔于治疗部位上，以治疗疾病的一种方法。本法具有祛风除湿、活血舒筋、散寒止痛、拔毒消肿、通龙路火路气机等功效，适用于风湿性腰腿痛、风湿痹痛、腰腿痛、肩背酸痛、肢体麻木、半身不遂、跌打损伤、头痛、骨折愈后瘀积等。

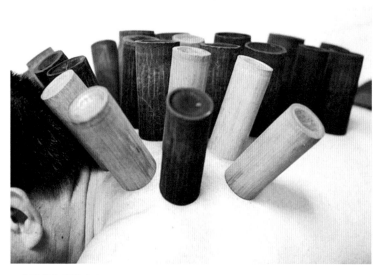

● 壮医药物竹罐疗法

壮医药物热熨疗法

壮医药物热熨疗法是将相关药物加热后，置于患者体表特定部位进行热敷或往复移动，借助药力和热力以治疗疾病的一种外治法。本法具有祛风毒、散寒毒、除湿毒、化瘀毒、消肿痛、散瘀结、通龙路火路气机等功效，适用于寒毒、湿毒、风毒、痧毒、瘀毒所致的病证，如风湿病、感冒、中风、肌肤麻木不仁、肌肤痹冷疼痛、萎软无力、肩颈腰腿痛、骨折、跌打损伤、带状疱疹后遗神经痛、哮喘、慢性咳嗽、鼻炎、痛经、闭经等。

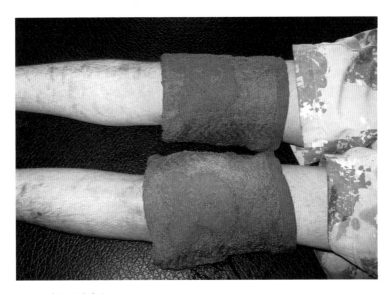

● 壮医药物热熨疗法

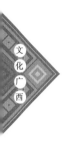
壮医浴足疗法

壮医浴足疗法是把草药加水煮后，用药液来洗足或泡足，以治疗疾病的一种方法。本法具有通龙路火路气机、清热解毒、消炎止痛、消肿祛瘀、杀虫止痒等功效，适用于内伤发热、高血压、头目眩晕、耳鸣、肢体麻木、皮肤病等。

壮医接骨法

壮医接骨法是运用壮医技法和药物进行骨折部位的固定和治疗，以治疗骨折的一种方法，适用于各种外伤所致的单纯性、闭合性骨折。开放性、复杂性骨折在用西医的方法进行清创和复位后，可配合壮医接骨法治疗。

壮医按摩疗法

壮医按摩疗法又叫推拿疗法，是运用手和手指的技巧，在患者皮肤、肌肉上按摩以治疗疾病的一种方法。按摩手法又分为按法、摩法和推法三种手法。按法常用于腰背痛、四肢疼痛、少腹酸痛、脘腹胀痛、头痛等各种痛证以及风寒感冒等病证。摩法主要用于消化不良、便秘、咳嗽、气喘、月经不调、痛经、阳痿、遗精、外伤肿痛等病证。推法主要用于高血压、头痛、头晕、失眠、烦躁易怒、腰腿痛、风湿痹痛、软组织损伤、局部肿痛、胸闷胁胀、腹胀、便秘等病证。

壮医经筋推拿疗法

　　壮医经筋推拿疗法是运用壮医经筋推拿手法查灶消灶、经筋针刺、经筋拔罐等三联疗法以治疗疾病的一种方法，适用于偏头痛、颈椎病、肩周炎、网球肘、胸椎功能紊乱、腰椎间盘突出、腰椎骨质增生、腰三横突综合征、梨状肌损伤、腰腿腹三联征、退行性膝关节病变等病证。

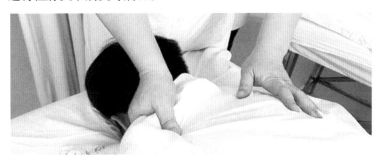

● 壮医经筋疗法

　　小儿经筋推拿疗法是根据小儿生理病理特点，通过手法刺激小儿特定穴位，以提高小儿机体各项机能的治疗方法，未病先防，提高小儿对疾病的抵抗能力，还可缓解甚至解除小儿病痛，广泛应用于小儿泄泻、呕吐、食积、厌食、便秘、腹痛、脱肛、感冒、咳嗽、哮喘、发热、遗尿、夜啼、肌性斜颈、落枕、惊风等。

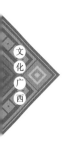

壮医神龙灸疗法

　　壮医神龙灸疗法是通过在人体背龙脊上施灸，运用姜泥辛散及艾绒温通之力以激发天地人三气的资生、助长，促进三道两路的运行，继而主动解人体之毒，使毒祛正复、气血均衡，补充人体气血、解毒祛瘀、调整三道两路、促进天地人三气同步，以防治疾病的一种方法，适用于内科、外科、妇产科、儿科、皮肤科、男科、眼科、耳鼻喉科等临床常见病、多发病以及不孕不育症等疑难杂症。一年四季都可以进行神龙灸，对于一些特殊疾病患者，坚持三伏天及三九天期间治疗效果更佳。

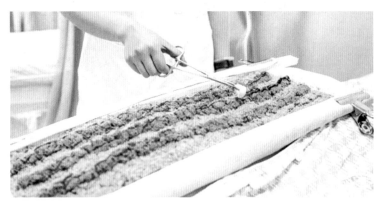

● 壮医神龙灸疗法

壮医药浴疗法

　　壮医药浴疗法是把壮药加水煮30分钟，煮沸后过滤取药液，待温度降至40～50℃时，用来泡浴四肢关节或躯干，使腠理疏通、血管扩张、气血流畅，以治疗疾病的一种方法。本法具有通龙路火路气机、通络止痛、清热解毒、消肿祛瘀、杀虫止痒的功效，适用于类风湿性关节炎、系统性红斑狼疮、痛风、强直性脊柱炎、银屑病、关节炎、干燥综合征、多发性肌炎与皮肌炎、硬皮病、纤维肌痛综合征、中风偏瘫等。

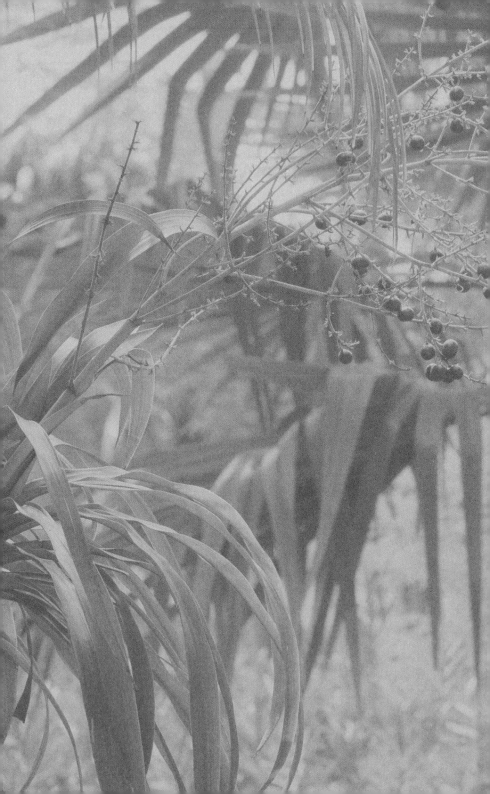

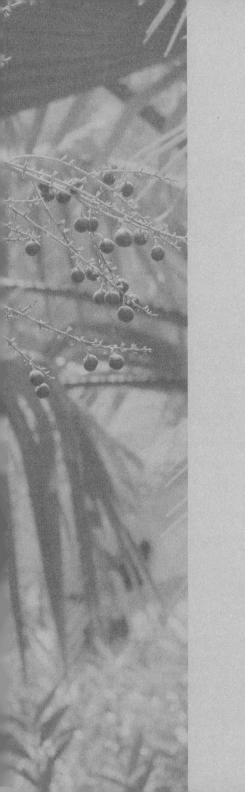

神奇壮药

妙趣多多

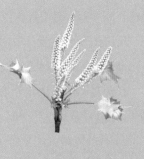

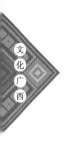

壮药概述

广西地处岭南亚热带地区，气候温暖、雨水丰沛，优越的自然条件孕育着丰富的壮药资源。千百年来，壮医药对壮族人民的生存繁衍、身体健康起了巨大的保障作用。壮药资源是壮族人民防治疾病、康复保健的物质基础，是祖国医药学宝库的重要组成部分。壮药资源的科学保护、开发和应用，对推动广西医药产业的发展，促进广西经济实力的增长，加速我国民族医药事业的腾飞，有着不可替代的积极作用。

壮药是指主产于壮族地区并按壮医实践经验及壮医理论使用的传统药物。目前记载的壮药资源有2000多种，其中著名壮药有三七、肉桂、八角茴香、罗汉果、山豆根、广西莪术、龙眼、鸡血藤、鸡骨草、两面针、广地龙等。

壮药的命名一般是根据药材的产地、生长环境、生长特征、药用部位、形态、颜色、气味、功效、声音、用量等方面进行。

壮药遵循药材功效分为解毒药、补虚药、调气机药、通调三道两路药、调"巧坞"药、止血药、止痛药、驱虫药、收固药、专科药等；根据主治病证分为跌打损伤药、黄疸药、毒蛇咬伤药、疮疖药等；根据药材颜色分为红药、黑药、白药、黄药等，红药有月月红、鸡血藤等，黑药有黑芝麻、乌骨鸡、何首乌等，白药有白浆木瓜等，黄药有黄姜、无根藤、木黄连等。

壮药药性有寒、热、温、凉、平五种，药味有辛、酸、苦、麻、涩、咸、甘、淡八种。

壮医临床上，可根据药材形态推断功效，如藤木通心定祛风，对枝对叶可除红，枝叶有刺能消肿，叶里藏浆拔毒功，圆梗白花寒性药，热药梗方花色红，根黄清热退黄用，节大跌打驳骨雄；根据性味推断功效，如辛香定痛祛寒湿，酸涩收敛涤污脓，苦能解毒兼清热，麻能镇痛散痈疖，涩主收敛能消炎，咸寒降下把坚攻，甘味滋补虚弱用，味淡多为利水药等；根据颜色推断功效，即以红治红、以白治白、以黄治黄、以黑治黑，如月月红调理月经病，鸡血藤补血虚，木瓜炖服通乳，姜黄、虎杖、黄龙藤、田基黄等治疗黄疸，芝麻、黑豆、何首乌等养发。

壮医临床按照阴证和阳证辨证用药，辨病与辨证相结合，强调调气、解毒、补虚三大原则，常与外治法配合应用。鲜药、动物药、解毒药等应用较广泛。

壮药处方中的公药、母药配伍理论也独具特色。公药针对阴证，母药针对阳证。处方中针对主要病证或病因的药叫主药，帮助主药治疗主病或针对兼症的辅助药叫帮药，引导其他药物到达病所或调和药味的药叫带药或引药。

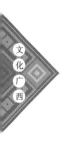

解毒药

壮医认为，人体若正气不足，痧、瘴、蛊、毒及风、寒、湿、热等诸毒邪内侵，天地人三气不能同步，三道两路不畅，则百病生。毒药在古代的医药书中常指药性的偏颇，认为药物各有偏性，这种偏性就是毒。壮医民间使用的毒药和解毒药在百种以上。常用的解毒药有解痧毒药、解瘴毒药、祛风毒药、除湿毒药、清热毒药、祛寒毒药、解其他毒药（如药物中毒、重金属中毒、蛇虫毒药）。解痧毒药有地胆草、狗肝菜、狗脚迹、狗仔花、磨盘草、千层纸等；解瘴毒药有黄花蒿、假鹰爪、萝芙木、马鞭草、牡蒿、香茅等；祛风毒药有大猪屎豆、独脚莲、防风草、葛根、金钱白花蛇、爬山虎、桑寄生、沙姜等；除湿毒药有马齿苋、薏苡仁、八角枫、白饭树、大风艾、地枫皮、胡枝子、虎杖等；清热毒药有白花蛇舌草、半枝莲、了哥王、绞股蓝、布渣叶、穿心莲、田基黄、大飞扬等；祛寒毒药有八角茴香、苍耳子、鹅不食草、木姜子、肉桂、水半夏等；解其他毒药有扛板归、甘蔗、岗松、猫爪草、七叶一枝花等。

扛板归又叫蛇不过

在壮族山区有一种常见的蔓生植物，全株有倒生的钩状刺，茎有绿色或红褐色的棱，叶子呈三角形，穗状花序顶生，果实于10月左右成熟后呈蓝色，肉质多汁。人们常常采摘其叶子和果实食用，叶子酸酸的，果实有些甘甜。它的名字叫扛板归。

扛板归治毒蛇伤有一段神奇的传说。很久以前，有个樵夫在山上砍柴，突然手被毒蛇猛咬一口，顿时，手背红肿，剧痛穿心。他心慌脚乱，捂着伤口拼命地往家跑，刚到家就一头栽进门旁，倒地不起。一家人以为樵夫已经去世，悲痛欲绝，只好为他料理丧事。由于买不起棺材，就用一块板扛着遗体，覆盖"千斤被"，悲悲戚戚地向坟墓抬去。途中，一个郎中迎面相遇，急忙问："棺中盛殓的是什么人？因何故而死？死去多久？"家人答已死去几个时辰，为毒蛇所伤。郎中征得其家属的同意，掀开"千斤被"定神一看，"死者"的脸色白得像一张白纸；摸其脉搏，尚有极其微弱的跳动；触摸鼻尖，还有些许热气。郎中立即拿出针来，选定"死者"穴位扎了一针，又从携带的药囊中取出药，找来热水灌下，然后做了引流排毒手术。半小时之后，那位樵夫退热退肿，竟苏醒过来；三天之后，可以坐在床上饮食了。人们盛赞郎中是华佗再世、扁鹊降临。家人感激郎中的救命之恩时，询问他用的是什么灵丹妙药。郎中拿着一株植物说："我没有灵药、仙药，用的是普通的草芥。"人们忙问草药的名字。郎

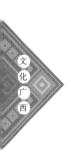

中说："我也叫不出名称，只知道它主治毒蛇咬伤。"大家觉得这么好的草药没有名称很是遗憾。郎中紧锁眉头略有所思，蓦地大腿一拍："有了！患者不是'扛板'而去复活而'归'吗？那就叫'扛板归'吧！"在场的人都交口称赞，一致同意。

　　扛板归又名贯叶蓼，为蓼科多年生攀缘草本植物的全草，常生长在山谷、灌木丛中或水沟旁，别名又称蛇不过、犁头刺藤、老虎利、雷公藤、霸雳木、方胜板、倒金钩、烙铁草、倒挂紫金钩、河白草、犁尖草、刺犁头、退血草、虎舌草、利酸浆、三角

● 扛板归原植物

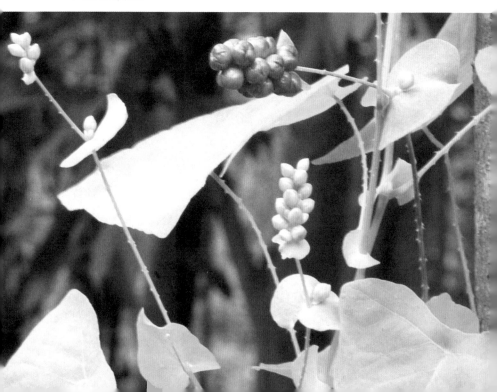

藤、蛇倒退、五毒草、拦路虎、杠板归、酸藤、蛇咬草、蛇王藤
等，广西主要分布在隆安、马山、天峨、昭平、贺州、北流、博
白等地。

从扛板归的别名中，由于此植物可治毒蛇咬伤，有许多名称
与蛇有关，如蛇倒退、蛇不过、蛇咬草、蛇王藤等。这种草在毒
蛇出没的地方周围都有，很容易找到，如果在野外不幸被毒蛇咬
伤，在没有特效药的情况下，此草不失为一种良药。

扛板归性平，味酸、苦；归小肠经；具有清热解毒、利湿消
肿、散瘀止血的功效，主治毒蛇咬伤、百日咳、水肿、黄疸、泄
泻、痢疾、咽炎、淋证、丹毒、淋巴结结核、湿疹、癣、前列腺
炎等病证。内服用量10～50克；外用适量。

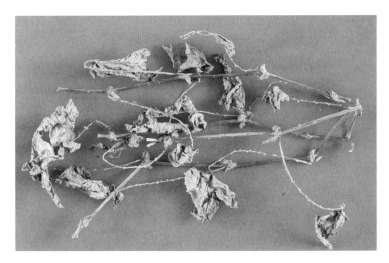

● 扛板归药材

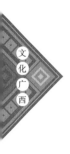

临床验方如下：

①百日咳：扛板归30克，用白酒微炒，水煎，加冰糖调服。

②湿疹：鲜扛板归100克，水煎洗患处。

③咽炎：扛板归、一枝黄花各15克，水煎服。

④前列腺炎：扛板归、桃仁各15克，败酱草、红藤、鬼针草各20克，水煎服。

马齿苋又名太阳草、报恩草

本品叶形如马齿，而性滑利似苋，故名马齿苋。传说上古之时，十日并出，田禾皆枯。二郎神杨戬威武雄猛，力大无比，肩担两山，直赶太阳。太阳无处躲藏，情急智生，向下一看，只见马齿苋长得油绿滴翠，郁郁葱葱，便藏在马齿苋下面，才算躲过了危险。太阳确实有心，为了报答马齿苋的救命之恩，始终不晒马齿苋。天旱无雨，别的植物都垂头丧气，没精打采，唯独马齿苋绿油油的，开花吐蕊，结子繁殖。这就是马齿苋又名太阳草、报恩草的来历。

马齿苋在广西主要分布于靖西、南宁、博白、北流、平南等地。

马齿苋味酸，性寒；归大肠、肝经；具有清热解毒、凉血止血的功效，主治痢疾，带下病，淋证，血热而致的便血、痔疮出血、尿血、崩漏和产后出血，咽炎，痈疽，痄腮，丹毒，湿疹，

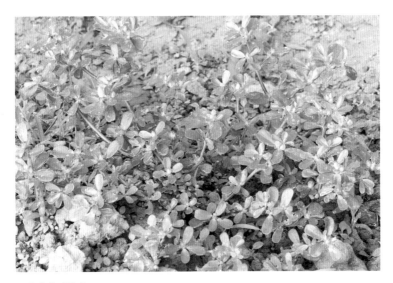

● 马齿苋原植物

癣等病证。内服用量10～30克；外用适量。

临床验方如下：

①痢疾：取鲜马齿苋茎叶500克，洗净切碎，加水1500毫升，煮得汁液500毫升，每次口服80毫升，每天3次；也可取马齿苋鲜品100克，洗净切碎，加粳米50克，共煮粥，空腹食用。

②痄腮：取马齿苋、鱼腥草各50克，捣烂敷患处，每天2～3次。

③咽炎：取适量鲜马齿苋，捣烂取汁漱口润湿患处，每天数次，1～2天后能减轻疼痛，一般坚持使用3天。

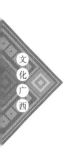
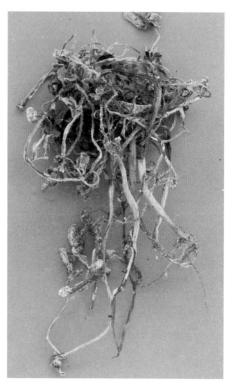

● 马齿苋药材

④淋证：取马齿苋鲜品300克（或干品120～150克）、红糖90克，将马齿苋鲜品（干品加水浸泡2小时后）洗净切碎，和红糖一起放入砂锅内加水煎，水量以高出药面为度。煮沸30分钟后去渣取药汁约500毫升，趁热服下，服后睡觉盖被出汗。如症状未完全消除，可用同样方法再服1～2天，每天3次，每次1剂。

白花蛇舌草与白衣仙女的故事

　　从前，有一位名医，被邀请去为一位重症病人诊治。病人胸背憋痛、低热、咯吐秽脓，给很多医生医治效果都不佳。名医诊病阅方，一时也找不到恰当的治疗方法。一日，疲惫的名医伏案休息，忽然见到一位白衣仙女飘然而至，并对他说："此病人乃是大好人，乐善怀仁，惠及生物。见有捕蛇者，他即买下蛇放生，先生务必精心施治，救他一命。"名医向白衣仙女讨教良方，白衣仙女说："请随我来。"他随白衣仙女来到户外，白衣仙女飘然而去，在她所站过的地方有一条白花蛇，蛇舌伸吐处顿时化作丛丛小草。正惊异间，名医被脚步声惊醒，原来刚才是在

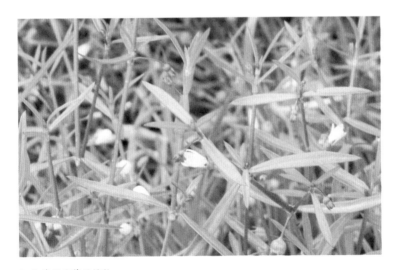

● 白花蛇舌草原植物

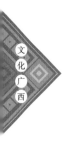

做梦。病人家属来请他用膳。名医说："且慢，请随我来。"名医和病人家属来到户外，果然看见埂坎边长着许多梦中所见的那种开着小白花的纤纤小草。于是，名医便采了些开着小白花的小草，嘱咐病人家属立即煎水让病人服。病人服后果然觉得胸舒坦了许多，发热已除，咯吐秽脓减轻，次日连服数次，病便痊愈。名医便把这种草药称为白花蛇舌草。

白花蛇舌草在广西主要分布于贺州、岑溪、容县、玉林、贵港、平南、金秀等地。

白花蛇舌草味微苦、甘，性寒；归胃、大肠、小肠经；具有清热解毒、清利湿热的功效，主治鼻咽癌、痈疽、咽炎、肠痈、腹痛、毒蛇咬伤、胃癌、前列腺肥大、淋证等病证。内服用量10～30克；外用适量。

临床验方如下：

①鼻咽癌：白花蛇舌草、白英、野菊花、臭牡丹各30克，三颗针、苦参、白头翁、七叶一枝花各15克，水煎服，每天1剂。

②咽炎：白花蛇舌草、板蓝根各20克，葛根、柴胡、连翘各10克，浙贝、射干、荆芥各5克，水煎服，每天1剂。

③胃癌：白花蛇舌草、八月札、急性子、瓦楞子、枸杞子、紫草根、苦参各30克，丹参、夏枯草各15克，干蟾皮12克，公丁香、广木香各9克，蜣螂虫5克，水煎服，每天1剂。

④前列腺肥大：白花蛇舌草、半枝莲各30克，黄芪、海藻各20克，党参、丹参各15克，王不留行子12克，枸杞子、菟丝子、怀牛膝、泽泻各10克，甘草5克，水煎服，每天1剂。

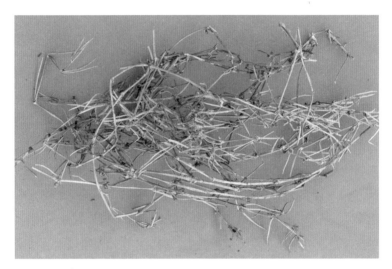

● 白花蛇舌草药材

千层纸背后的凄美故事

很久以前，在两个相邻的小山村里住着东村的张族和西村的李族。

西村有一个以采药卖药为生的李药师。药师家里有个美若天仙的姑娘名叫蝴蝶。东村有个后生叫张木，不仅身材高大强壮，还是远近闻名的好猎手。这天，阳光明媚，蝴蝶姑娘背上小背篓上山采药。傍晚时分，蝴蝶姑娘正准备往回走的时候，突然听到一声怒吼，一只吊睛白额大老虎直奔蝴蝶姑娘而来。在这千钧一发之际，张木将一支利箭直直射进了大老虎的眼睛，把大虎杀死了。这

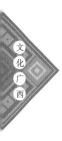
样一对年轻人便相识了，后来又相爱了。

　　但是，他们并没得到父母和族长们的认可，只能偷偷地相爱着。西村的族长有个儿子，因爱慕蝴蝶姑娘的美丽，要娶她为妻。一天深夜，蝴蝶姑娘趁大家都睡意蒙眬，偷偷逃了出来，与村外等着她的张木一起，准备逃向远方。两人出村没走多远就被举着火把追来的族人抓住了。按照族规，被五花大绑的蝴蝶姑娘和张木便在家族祠堂的院坝内被活活烧死了。烈火之中呼啦啦地飞出了很多很多像飞絮一样的半透明蝴蝶，它们有些害怕似的，飞进了一个长长的皂荚内躲了起来。传说那便是张木和蝴蝶姑娘的化身，后来人们便把这种长有长长的皂荚一样的树叫作木蝴蝶。

● 千层纸原植物

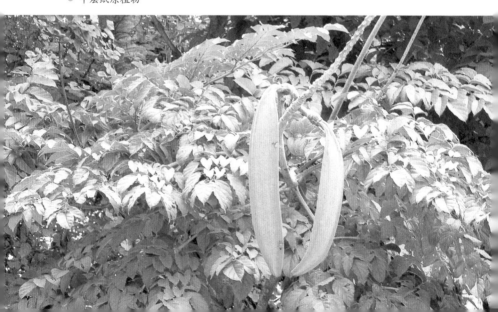

千层纸又名木蝴蝶、千张纸、玉蝴蝶、云故纸、破布子，在广西主要分布于柳州、玉林、钦州、南宁、百色、河池、梧州等地。

千层纸性寒，味苦；有通调气道、清热解毒、和胃生肌的功效，主治咳嗽、咽喉肿痛、急性支气管炎、百日咳、痈疮溃疡、肝胃气痛。内服用量3～10克，水煎服；外用适量。

临床验方如下：

①咳嗽：千层纸、龙葵根、枇杷寄生、下山虎、磨盘根、土地骨皮、桑白皮各9克，鸡屎藤4.5克，水煎服。

②咽喉肿痛：千层纸、金果榄各6克，山豆根3克，马鞭草15克，水煎服。

③急性支气管炎、百日咳：千层纸、桔梗各5克，胖大海10克，桑白皮、款冬花各9克，甘草3克，水煎，加冰糖调服。

④痈疮溃疡：千层纸树皮，焙干碾末撒患处。另用苦丁茶水煎洗患处。

⑤肝胃气痛：千层纸10克，在铜锅上焙干碾末，每次3克，以米酒调服。

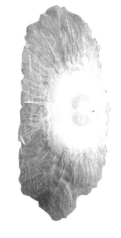
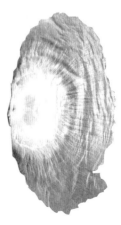

● 千层纸药材

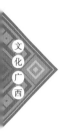

擅长消肿止痛的了哥王

　　有着千年历史的"贼裤带"（又名"紫金鞭"）的草药，就是瑞香科植物"了哥王"。《岭南采药录》提到"因治疗枪弹、竹刺入肉、跌打损伤甚效"而最有利于男子，故名"了哥王"。了哥王为双子叶植物瑞香科植物，生于村边、路旁、山坡灌木丛中，分布于广东、广西、福建、台湾、浙江、江西、湖南、四川等地，在广西主要分布于桂平、上林、那坡、靖西、天等、岑溪、平南等地。全年均可采挖，洗净晒干，或剥取根皮晒干。

　　了哥王性寒，味苦，有毒；具有清热解毒、软坚散结、消肿

● 了哥王原植物

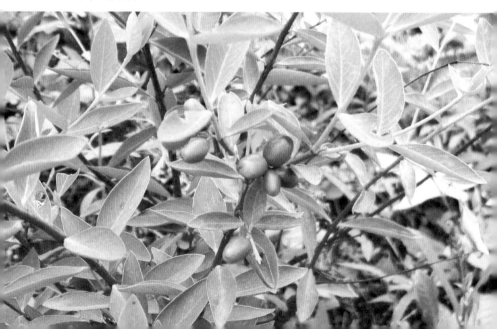

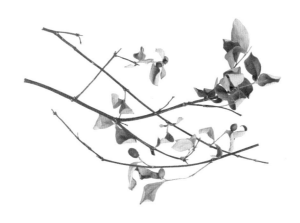

● 了哥王药材

止痛、通调火路龙路的功效，主治乳痈、骨折、骨髓炎、小儿湿疹、虫蛇咬伤、疔疮疖肿等病证。内服用量6～9克，水煎服（宜久煎4小时以上）；外用适量，捣烂敷患处，或研末调敷患处，或煎水洗患处。

临床验方如下：

①乳痈：了哥王鲜叶适量，捣烂后外敷患处。

②骨折：了哥王30克，大茶叶根250克，猪鬃草60克，生公鸡1只，捣烂外敷患处。

③骨髓炎：了哥王、小金樱根、鸟不站、千斤拔、苎麻根、落地杨梅、红苗、木芙蓉根各适量，捣烂外敷患处。

④小儿湿疹：了哥王、辣蓼各20克，硫黄6克，乌桕叶30克，水煎洗患处。

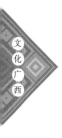

北有长白参，南有绞股蓝

　　绞股蓝为多年生宿根植物，广泛分布于亚热带地区，民间称其为"不老长寿药草"，别名有七叶胆、小苦药、遍地生根等。

　　绞股蓝生于山间阴湿处，我国黄河流域以南地区多有生长，以农历七八月采收为宜，药用全草或根状茎。在广西主要分布于灵山、龙州、靖西、那坡、隆林、凌云、河池、融水、蒙山、金秀、平南、容县、贺州、昭平、灵川、龙胜等地。绞股蓝味甘、苦，性寒，具有养心健脾、益气和血、清热解毒、祛痰化瘀等功效，不但有消除疲劳、增强食欲、镇静催眠、延缓衰老

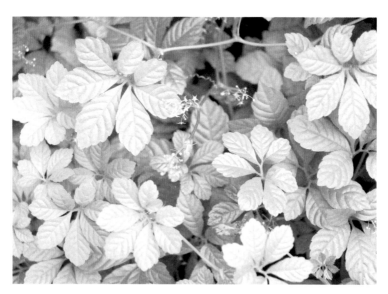

● 绞股蓝原植物

等保健作用，而且在防治高血压、高脂血、冠心病、糖尿病、哮喘、传染性肝炎、偏头痛等疾病方面也有显著疗效。绞股蓝降血脂作用很"强大"，它含有多种人参皂苷和绞股蓝皂苷，有显著降低血清胆固醇三酰甘油、低密度脂蛋白和升高高密度脂蛋白的作用。换句话说，它能让"坏血脂"降低，同时让"好血脂"升高。

绞股蓝在增强免疫力方面也有"一技之长"，具有类似黄芪、人参等中药的双向调节免疫作用。民间有句俚语"北有长白参，南有绞股蓝"，说明绞股蓝与人参功效相仿。内服用量10～30克，水煎服；外用适量。

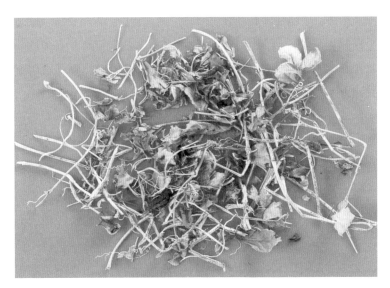

● 绞股蓝药材

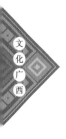

临床验方如下：

①慢性支气管炎：绞股蓝适量研末，每次3克，以开水冲服。

②肿瘤：绞股蓝30克，水煎，加蜂蜜调服。

③气喘：绞股蓝30克，松茸20克，百部、海浮石各10克，紫菀、丹参各15克，葶苈子8克，研末，分次以开水冲服。

④肝炎：绞股蓝、田基黄、垂盆草各15克，水煎服。

⑤高血压、动脉硬化、高脂血症：绞股蓝20克，水煎服。

半枝莲又名韩信草的由来

半枝莲，又名韩信草。"韩信草"这个名字是怎么来的呢？

相传，汉朝开国元勋大将军韩信幼年丧父，青年丧母，家境贫寒，靠卖鱼度日。一天，韩信在集市卖鱼时，被几个无赖暴打了一顿后卧床不起。邻居赵大妈送饭照料，并从田地里弄来一种草药，煎汤给他服用。没过几天，他就恢复了健康。后来，韩信入伍从军，成为战功显赫的将军，帮助刘邦打败项羽，夺取了天下。每次战斗结束后，都有很多伤员。韩信非常爱护士兵，他一边看望安慰，一边派人到田野里采集赵大妈给他治伤的那种草药。采回后，分发到各个营寨，用大锅熬汤让受伤的士兵喝，轻伤者三五天就好，重伤者十天半个月也痊愈了，战士们都非常感激韩信。后来，大家听说韩信也不知道这种草药叫什么名字，于是，就想着给这种草药起名字。有人提议叫"元帅草"，有人反对说："几百年后，谁知道是哪个元帅？干脆就

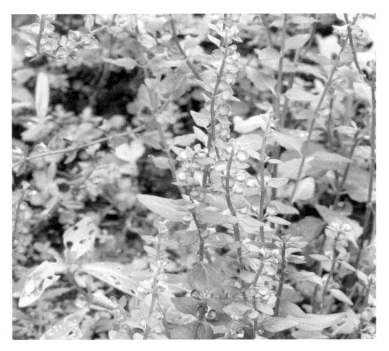

● 半枝莲原植物

叫韩信草吧！"大家一致同意。于是，"韩信草"的名字就这样叫开了，并一直流传至今。

半枝莲也叫并头草、赶山鞭、牙刷草，为唇形科植物，分布于我国南方各省区，在广西主要分布于上林、金秀、桂平、平南、藤县、昭平等地。

半枝莲性寒，味辛、苦；归肺、肝、肾经；具有清热解毒、散瘀消肿、抗癌的功效，主治吐血、咯血、尿道炎、尿血疼痛、

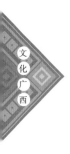
热性血痢、蛇咬伤等。内服用量15～30克（鲜品30～100克），水煎服；外用适量，捣敷或捣汁调涂患处。

临床验方如下：

①吐血、咯血：鲜半枝莲50克，捣烂绞汁，加入少量蜂蜜，炖热温服，每天2次。

②尿道炎、尿血疼痛：鲜半枝莲50克，水煎，加冰糖调服，每天2次。

③热性血痢：鲜半枝莲100克，水煎服。

④蛇咬伤：半枝莲、半边莲、扛板归、七叶一枝花、八角莲各10～15克，水煎服。

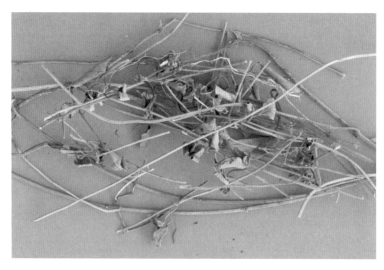

● 半枝莲药材

治疗黄疸的田基黄

　　田基黄别名地耳草、黄花草、黄花仔、雀舌草、寸金草、禾霞气，为菊科田基黄属植物，生于阴湿的灌木丛及河边。在广西主要分布于全州、兴安、平南、南宁、马山等地。

　　田基黄煮鸡蛋治黄疸的土方，大家可能有所耳闻：田基黄30克（鲜品60克），金钱草20克，鸡蛋2个。将田基黄、金钱草、鸡蛋洗净加清水同煮，待蛋熟后剥去蛋壳再煮15分钟。饮汤食蛋，每天1次，可连服5天。这个土方具有利湿退黄的作用，适用于湿热黄疸、尿淋漓涩痛、目赤肿痛等病证。

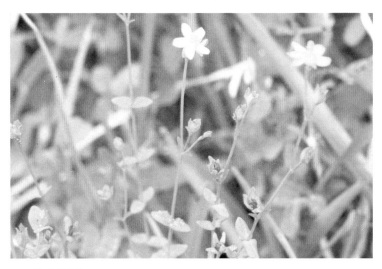

● 田基黄原植物

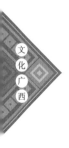
　　田基黄性平，味淡、甘；具有清热解毒、利尿退黄的功效，主治急性黄疸型肝炎、肠炎、急性肾炎、急性细菌性结膜炎、痢疾、疮疖痈肿、湿疹、毒蛇咬伤等病证。内服用量10～60克；外用适量。

　　临床验方如下：

　　①急性黄疸型肝炎：田基黄、鸡骨草、金钱草各30克，水煎服。

　　②肠炎：鲜田基黄45克，鲜凤尾草30克，水酒各半煎服。

　　③急性肾炎：田基黄3～9克，研末，炒鸡蛋食用。

　　④痢疾：田基黄15克，水煎，红痢者加白砂糖、白痢者加红糖调服。

　　⑤急性细菌性结膜炎：田基黄30克，水煎，熏洗患眼。

　　⑥疮疖痈肿、湿疹：田基黄适量，水煎，洗患处。

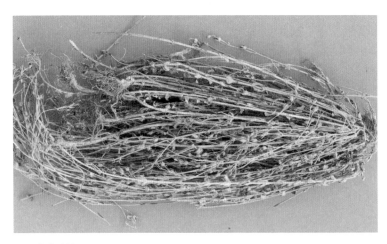

　● 田基黄药材

用途广泛的十大功劳

　　"十大功劳"在民间医疗保健中的用途不仅十种，其名称是依照民间凡事讲求好意头的习惯，便赋予它"十"这个象征完满的数字而得。十大功劳别名老鼠刺、猫刺叶、黄天竹、土黄连。十大功劳花黄色，果实成熟后呈蓝紫色，叶形秀丽，叶色艳美。在广西主要分布于昭平、平乐、阳朔、全州、融水、宾阳等地。

● 十大功劳原植物

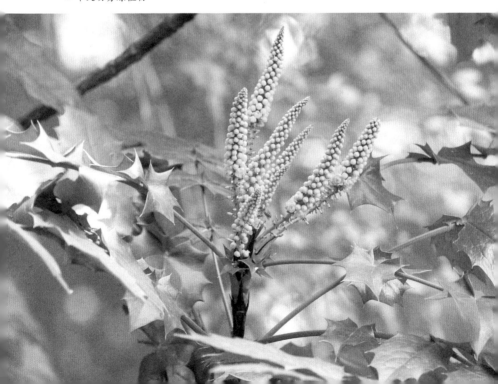

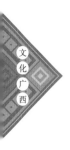
十大功劳味苦，性寒；具有清热燥湿、解毒止痢的功效，主治湿热泻痢、咽喉肿痛、黄疸尿赤、哮喘、目赤肿痛、胃火牙痛、糖尿病、急性阑尾炎、疮疖痈肿等病证，还可用于治疗各种炎症，从肺炎到牙龈炎、急性扁桃体炎、眼结膜炎甚至乳腺炎，皆能生效。内服用量9～30克；水煎服。

临床验方如下：

①黄疸：十大功劳、蒲公英、南板蓝根各15克，鸡骨草、十两叶各20克，水煎服。

②哮喘：十大功劳30克，石仙桃15克，不出林、鱼腥草、七叶一枝花各10克，水煎服。

③湿热泻痢：十大功劳、虎杖、栀子、枫树根皮、一点红、凤尾草各10克，水煎服。

④糖尿病：十大功劳15克，肾蕨20克，水煎服。

⑤急性阑尾炎：十大功劳、虎杖、金银花、猕猴桃、山豆根各12克，红藤、墨旱莲各9克，一点红6克，水煎服。

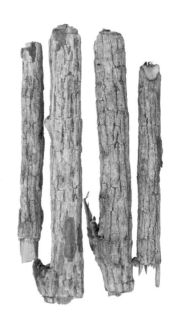

● 十大功劳药材

像蝴蝶一样的鸭跖草

　　鸭跖草，又叫碧蝉花，生于路旁或潮湿河畔。鸭跖草的"跖"是脚掌的意思，可是它长得并不像鸭脚，反而因叶片像竹叶、花瓣像蝴蝶的翅膀而得名碧竹子、翠蝴蝶。鸭跖草有3枚花瓣，2枚青蓝色如翅膀状上扬，如同展翅欲飞的蝴蝶，非常吸引人；1枚白色下弯。

　　鸭跖草是一味常见的壮药，它既有药用价值，又有食用价值，还可用作颜色的染料。在广西主要分布于三江、贺州、钟山等地。

● 鸭跖草原植物

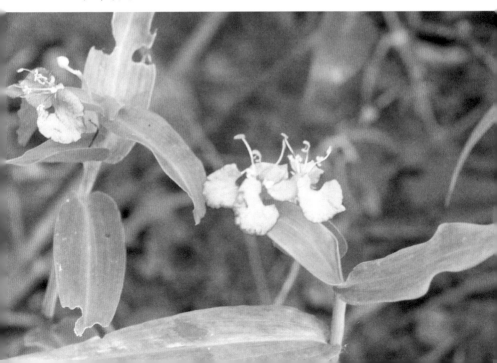

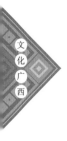

鸭跖草味甘、淡，性寒；归肺、胃、小肠经；具有清热泻火、解毒、利水消肿的功效，主治小便不通、淋证、赤白下痢、鼻衄等病证。内服用量15～30克（鲜品60～90克，大剂可用150～210克）；外用捣敷患处或捣汁点喉。

临床验方如下：

①小便不通：鸭跖草、车前草各50克，捣汁，加少量蜂蜜，空腹服。

②淋证：鲜鸭跖草枝端嫩叶200克，捣烂，加一杯开水，绞汁后调蜂蜜内服，每天3次。体质虚弱者药量酌减。

③赤白下痢：鸭跖草适量，水煎服。

④鼻衄：鸭跖草适量，水煎服，每天3次。

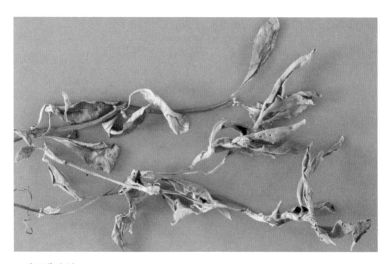

● 鸭跖草药材

民间治黄疸良药鸡骨草

关于鸡骨草治黄疸有一个小故事。

王员外家的儿子胁肋多日不适，胃脘胀痛不思饮食，面色萎黄，身如橘色。花重金请来的大夫在望闻问切后开了几副药，吃了也未见好转，这可急坏了王员外一家老小。王员外看着儿子日益憔悴、少气懒言、眼睛橘黄的样子，心里充满了自责和愧疚。于是王员外派家仆四处打听治疗的办法，还在城内外张贴榜单，重金聘请能治此病的大夫。没过多久，家仆便来报信说，家门口来了一个乞丐揭了榜。王员外迟疑了一下，然后笑着说，请他进来。乞丐也没多说什么，只是问王员外要来笔墨纸砚，然后写下了汤剂的配

● 鸡骨草原植物

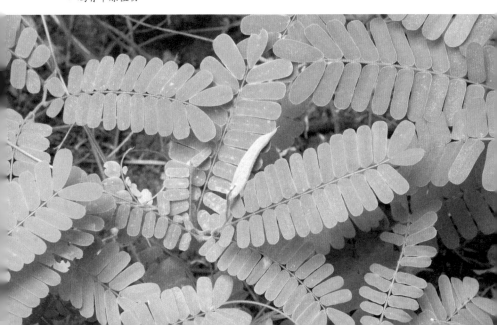

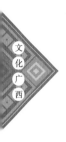

方，其中一味药便是鸡骨草。王员外赶紧吩咐仆人去抓药。儿子服了几碗汤剂后，病情明显有所好转，服完3剂便痊愈了。从此，鸡骨草煲汤便成了民间一种治疗黄疸的好方法。

　　鸡骨草又名黄头草、猪腰草、红母鸡草，因其木质藤常披散在地上或缠绕在其他植物上，主根粗壮而茎细，幼嫩部分密被黄褐色毛，与鸡骨形相近而得名。鸡骨草为豆科植物，生于山地或旷野灌木林边，分布于广东、广西等地，在广西主要分布于南宁、贵港、横州、博白、北流、平南、岑溪、藤县、苍梧、钟山等地。

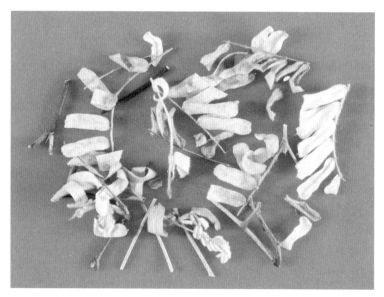

● 鸡骨草药材

鸡骨草性凉，味甘、苦；有清热解毒、活血散瘀、疏肝止痛的功效，主治蛊病、胁痛、瘰病、乳疮、风湿骨痛、跌打损伤、毒蛇咬伤等病证。内服用量15～30克，水煎服；外用适量。

临床验方如下：

①慢性肝炎的肝区隐痛、烦热、口干咽燥：鸡骨草、山栀根各30克，红皮鸡蛋1个，瘦猪肉50克，白砂糖适量。将瘦猪肉切成片，鸡蛋、山栀根、鸡骨草洗净，共放入锅中，加水煮10分钟，取出鸡蛋去壳再放入煮30分钟，最后加入白砂糖再煮30分钟即成。

②蛊病：鸡骨草、田基黄、虎杖各20克，生地、枸杞子、麦冬、沙参各15克，石斛7克，当归10克，赤小豆50克，白术30克，大腹皮10克，水煎服。

③黄疸：鸡骨草、十两叶各20克，十大功劳、蒲公英、南板蓝根各15克，水煎服。

④胁痛：鸡骨草、山辣椒各10克，盐肤木、金樱子、水石榴各15克，水煎服。

药食同源的八角

八角又名大茴香、八角茴香，为八角科植物八角的成熟果实，因外形为八角形状而得名。主要分布于广东、广西等地，广西是八角的主要产地，主要分布于桂南、桂西南等地区，占全国总产

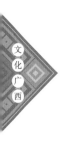

量的90%左右，同时还是全国最大的八角集散地。梧州市藤县的八角产量居全国之首，其中古龙镇是种植面积最大、最集中的产区，被誉为"八角之乡"。春、秋季果实呈黄绿色时采集，晒干或烘干。

　　八角是最常用的调味香料，也是烹煮肉类的必备天然调味品，在烹制过程中加入可去除腥膻之味，增添特别的风味，在中国菜及东南亚菜中应用广泛，常用于烹、炸、卤、烧、酱等烹调工序中。八角在工业上可用于制作香水、牙膏、香皂、化妆品，在医药上可用于制作祛风剂和兴奋剂等。

● 八角原植物

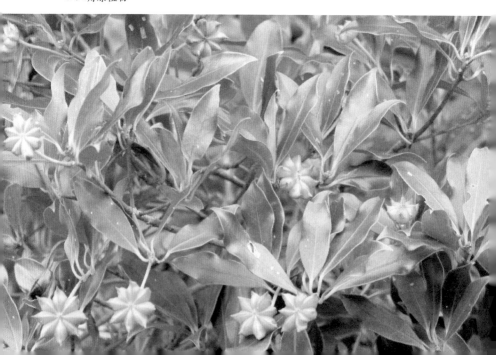

　　八角性温，味辛；具有温中散寒、理气止痛的功效，主治胃寒呕吐、疝气、腰肌劳损、痛经、腹痛等病证。内服用量3～6克，水煎服。

　　临床验方如下：

　　①胃寒呕吐：八角、丁香、白豆蔻各5克，水煎服。

　　②疝气：八角、吴茱萸、巴戟天各6克，水煎服。

　　③腰肌劳损：八角6克，猪肾1对，炖服。

　　④痛经：八角6克，调经草30克，猪肉适量，炖服。

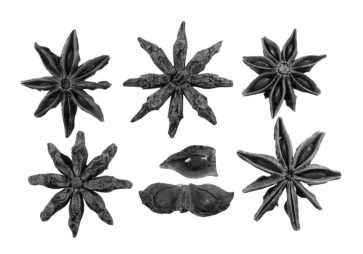

● 八角药材

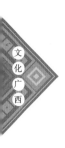
李时珍与山豆根的故事

据传，当年李时珍为了编写《本草纲目》游遍了全国。当他来到广西时，由于当地持续的高热天气，使他感到身体不适，咽喉疼痛，不能言语。这可让他急坏了，不能说话，也就意味着他不能向百姓和药农询问当地药材的情况。

这天，他继续上山寻找和记录所见到的药材。当他看到一株似槐非槐的植物时，便心生疑惑。这株植物与他平时见到的槐树很像，但仔细分辨又有不同，在记录时举棋不定。就在此时，遇到一位在山中采药的药农，他便上前询问，但由于咽喉肿痛，不能言语，无法与药农交流，只能在那干着急。药农见到他着急的样子，又看了看他的咽喉，便将这株植物连根拔起，将根洗净，用刀切下一片让他含着。没多久，李时珍便觉得嗓子好了很多，也能说话了，这让他高兴万分。

他立即问药农这株植物叫什么名字，药农告诉他，这药苗蔓如豆，八月采根用，当地人都叫它山豆根，用来治疗喉痛、喉风、喉痹、牙龈肿痛等。于是，李时珍便将山豆根的详细产地和功用都记录了下来。在后来的寻访当中，他又详细记录了山豆根治疗咽喉肿痛和痢疾的功效以及简便的使用方法。

山豆根又名广豆根、苦豆根、柔枝槐，为豆科植物山豆根的根。秋季采挖，除去杂质，洗净干燥即可。《本草图经》云："生剑南及宜州、果州山谷。今广西亦有，以忠州、万州者为佳。苗蔓如豆，根以此为名叶青，经疼不凋，八月采根用。"多生长于山坡石缝中，多产于广西等地，在广西主要分布于德保、靖西、那坡、乐业、田阳、河池等地。

　　山豆根味苦，性寒；具有清热解毒、利咽喉的功效，主治咽喉肿痛，钩端螺旋体病，早期肺癌、喉癌、膀胱癌等病证。内服用量9～15克，水煎服，或磨汁服；外用含漱或捣敷患处。

● 山豆根原植物

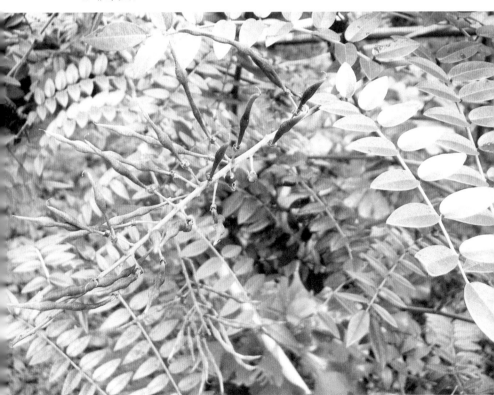

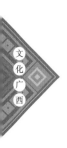
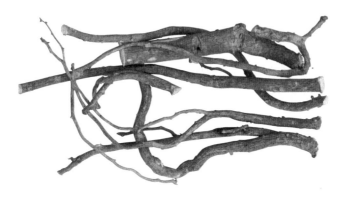

● 山豆根药材

临床验方如下：

①积热咽喉闭塞肿痛：山豆根30克，北大黄、川升麻、朴硝（生）各15克，共研为粉末，炼蜜丸如皂子大，每次服2～3丸。

②咽喉肿痛、牙龈肿痛属实热证者：山豆根、射干各9克，桔梗、牛蒡子各6克，生甘草3克，水煎服。

肉桂扮演送子观音的传说

相传在民国三十二年（1943年），有几对夫妇婚后多年未孕，万般无奈之下来到佛殿求神，祈求佛祖能帮助他们生得一儿半女。得道老方丈告诉他们，取广西大容山中生长20年以上的安边桂，晾干后每天服用三五钱，也可与羊肉一同炖食。夫妇们照做了，结果，男性的气色慢慢变好，肾气十足；女性血和润美，让人疼爱。不出三年，这些夫妇先后都有了自己的孩子。

　　肉桂，又称玉桂，自古就有"南桂北参"之说，更有人把肉桂直接称为"南方人参"。广西之所以别称"八桂"，也与肉桂在广西盛产有一定关系。肉桂在广西主要分布于隆安、天等、大新、龙州、防城港、博白、玉林、北流、容县、平南、岑溪、灌阳、金秀等地。

● 肉桂原植物

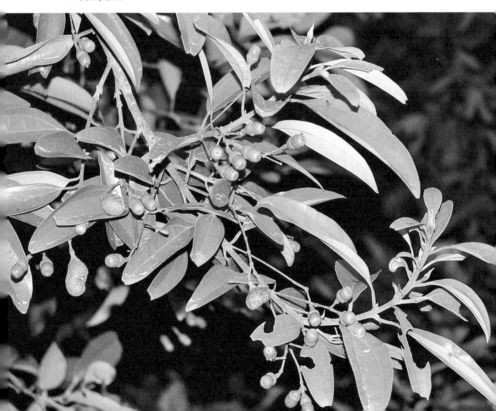

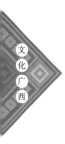

肉桂味辛、甘,性热;具有补元气、散寒毒、固虚脱、补脾肺、生阴血、安神智等功效,主治腰膝冷痛、肾虚作喘、小儿流涎、神经性皮炎、久泻不止、阳虚眩晕、目赤、咽炎、心腹冷痛、虚寒吐泻、闭经、痛经、惊悸失眠等病证。内服用量5～15克;外用适量。

临床验方如下:

①小儿流涎:肉桂100克,研为细末,装入瓶内密封备用。用时每次取药末10克,加醋调至糊饼状,临睡前贴敷于双侧涌泉穴,用胶布固定,第2天早晨取下。一般连敷3～5次见效。

②肾阳虚腰部:肉桂250克,研为细末,装入瓶内密封备用。每次5克,口服,每天2次,连服3周为1个疗程。

③神经性皮炎:肉桂500克,研为细末,装入瓶内密封备用。用时根据病损程度,取肉桂末适量,用米醋调成糊状,涂敷病损处,2小时后药糊干后即除去。2～3天1次。

④久泻不止、大便清稀、体虚无力:肉桂、附子、干姜、赤

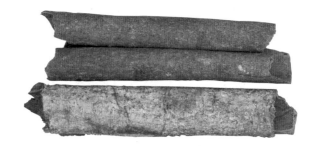

● 肉桂药材

石脂各50克，上药共研细末，炼蜜丸如梧桐子大。空腹时用米汤送服，每次20丸，每天3次，一般10天见效。

薏苡仁与名将马援的故事

成语"薏苡明珠"是指无端受人诽谤而蒙冤的意思，它来自一段与薏苡仁相关的历史故事。

东汉建武十六年（40年），交趾郡首领征侧、征贰反叛，名将马援领命南伐交趾。交趾气候炎热，瘴气弥漫，将士水土不服，病者甚众。这时交趾当地人介绍了一种当地盛产的药物，叫薏苡仁，说它是一味治瘴良药，煎水服用很快就见效。马援听后马上下令让将士们照此方熬煮后服下，果然疗效显著，士气大增，最终平息了叛乱。班师回朝之时，马援使用船只装载带回薏苡仁药种，以便在内地种植，供日后防病治病。京城人都以为薏苡仁是岭南的珍贵罕物。马援病故后，立刻被人诬告，将之前的薏苡仁说成是马援在广西北海搜刮来的合浦珍珠，中饱私囊。一贯廉洁的马将军被人诬告，后人不服，为他平反，谣言不攻自破。当时的皇帝赞他耿直廉洁，追谥"忠成"。

薏苡仁在广西主要分布于桂林、河池、柳州、百色等地。

薏苡仁性凉，味甘、淡；归脾、胃、肺经；具有健脾渗湿、除痹止泻、清热排脓的功效，主治肝硬化、扁平疣、湿痹、慢性结肠炎等病证。内服用量9～30克，水煎服，清热利湿宜生用，健脾止泻宜炒用。

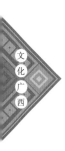

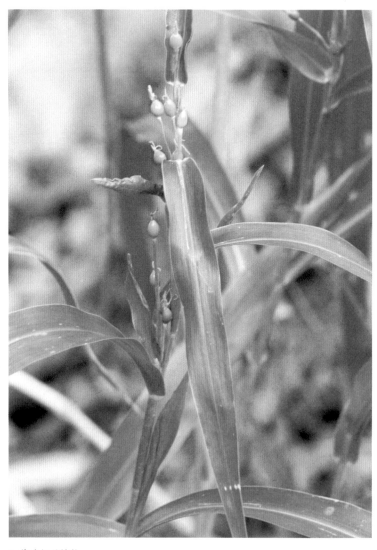

● 薏苡仁原植物

临床验方如下：

①肝郁脾虚型肝硬化：薏苡仁100克，白茯苓20克，赤小豆50克，加白砂糖少许，煮成茯苓赤豆薏米粥服用。

②扁平疣：生薏苡仁、板蓝根、败酱草、牡蛎各30克，露蜂房、夏枯草、赤芍药、红花、木贼草各10克，马齿苋15克，香附12克，水煎，每天1剂，分2次服。药渣再煎取液局部浸洗1次，每次20分钟，5周为1个疗程。

③湿痹：薏苡仁研末，与粳米一起煮粥，天天服用。

④慢性结肠炎：山药100克，薏苡仁500克。两味药炒黄研粉，每次2匙，每天2次，以温开水、红糖水或蜂蜜水冲服。

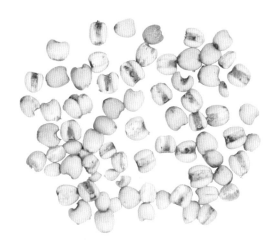

● 薏苡仁药材

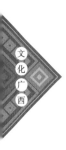
补虚药

治疗虚证的药物称为补虚药。对于虚弱患者或亚健康者，适当运用补虚药，可以调节天地人三气同步运行，调理脏腑气血和脾胃功能。壮族民间有"扶正补虚、必配用血肉之品"的用药经验。常见的补虚壮药分为补血药、补阴药、补阳药，如黄花倒水莲、灵芝、五指毛桃、鸡血藤、土人参、何首乌、龙眼肉、莲子、桃金娘、墨旱莲、黄精、核桃、益智仁、金毛狗脊、千斤拔、仙茅、杜仲、补骨脂、山药、蛇类、甲鱼、龟板、黑蚂蚁、海马等。

鸡血藤治腰痛

从前，深山瑶寨里有个懒人，名为作奴。他活了三十多岁还只身一人，每天吃了睡，睡了吃，日久天长，便患了一身的风湿病。

在离作奴家不远的猴穴坳上有一个名医。有一天，作奴因腰痛痛得哭爹喊娘，但由于他平时好吃懒做，所以村民没有一个人理他。没办法，他只能自己去找大夫。猴穴坳树林茂密，遮天盖地，丝丝青葱好像条条蚯蚓攀爬在树上。作奴顺藤往上爬，突然一不小心跌落山崖，刚好有一根大藤缠住了他的腰，才保住了命。他苏醒后，踩在悬崖的一个平台上，拔出砍刀砍断了那根大藤，顿时大藤流出的鸡血般的浆液喷射在他的腰上，凝结在他的皮肉上。过了三袋烟的工夫，他的腰痛全消失了。

作奴拿了一条大藤回家，他过户串门，逢人便说："好事啰，好事啰，腰痛用草药治好啰！"父老乡亲出来一看，这根藤流出的浆液像鸡血一样，大家叫这种藤为"鸡血藤"。从那以后，鸡血藤能治腰痛的事也就传开了。

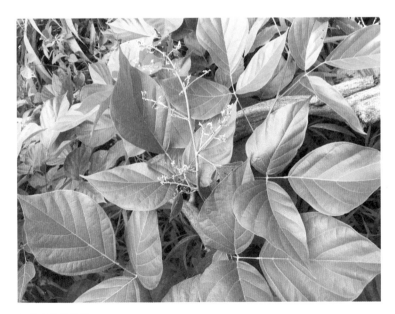

● 鸡血藤原植物

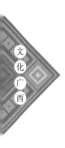

鸡血藤以补血、通龙路、舒筋骨而闻名，广西各地均有分布。

鸡血藤味苦、甘，性温；具有补血、舒筋骨、通龙路的功效，主治筋骨疼痛、手足麻木、肢体瘫痪、贫血、痹病、月经不调、痛经、闭经等病证。内服用量15～50克；外用适量。

临床验方如下：

①筋骨疼痛、手足麻木、月经衰少：鸡血藤5000克，冰糖2500克。鸡血藤水煎3～4次，取汁过滤，浓缩，再加冰糖熬制成稠膏，每次20克，以温开水冲服。

②再生障碍性贫血：鸡血藤、五爪金龙各30克，何首乌25克，熟地、白术各15克，当归12克，丹皮、茯苓各10克，水煎服。

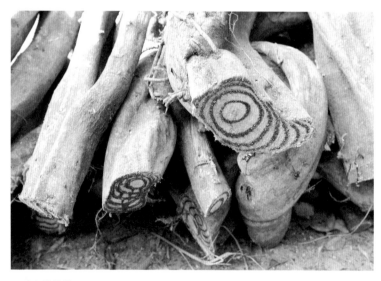

● 鸡血藤药材

③痹病：鸡血藤、当归、桑寄生、海风藤、干姜各15克，半枫荷30克，牛膝10克，水煎服。

龙眼的来历

龙眼，别名桂圆、元肉，为岭南佳果。我国是世界上栽培地域最广、面积最大、产量最多、品种最丰富、品质最优良的龙眼主产国。西晋嵇含所著的《南方草木状》提道："南方果之珍异者，有龙眼、荔枝，今岁贡焉。出九真、交趾。"

传说在很久以前，江南钱员外家有良田千顷，家财万贯。钱员外有个小儿子，名为钱福禄，全家视其为宝贝。钱福禄娇生惯养，却长得又瘦又矮，十岁的孩子看上去仍像四五岁一样。钱员外有位通晓医药的远房亲戚王夫人，她看到福禄这副模样，就对钱员外说："少爷是先天禀气不足，后天过于娇惯，饮食不节，损伤脾胃。若要强身健体，非吃龙眼不可。"王夫人给钱员外讲了龙眼的来历。相传在哪吒闹海那年，哪吒打死了东海龙王的三太子，还挖了他的眼睛。这时，正好有个叫海子的穷孩子生病，哪吒便把龙眼给他吃了。海子吃了龙眼之后病就好了，长成了彪形大汉，活了一百多岁。海子死后，在他的坟上长出了一棵树，树上结满了像龙眼睛一样的果子。人们从来没有见过这种果子，谁也不敢吃。有个勇敢的穷孩子率先摘了这种果子吃。穷孩子吃了这种果子后，身体变得越来越强壮。从此，人们就把这种果称

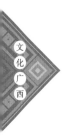

为"龙眼"。在东海边家家都种植龙眼树，人人皆食龙眼。钱员外听后，立即派人去东海边采摘龙眼，每天蒸给福禄吃。久而久之，福禄的身体变得越来越强壮。

龙眼味甘，性温；具有补益心脾、养血安神的功效，主治心悸、健忘、盗汗、水肿、虚劳、贫血、失眠、崩漏、眩晕、泄泻、子宫脱垂等病证。内服用量10～30克；外用适量。

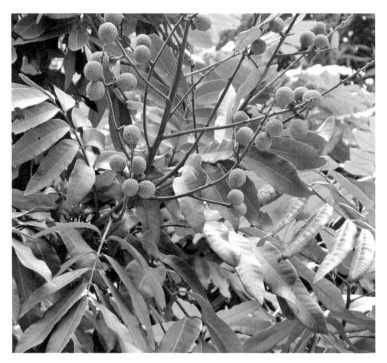

● 龙眼原植物

临床验方如下：

①用脑过度、健忘怔忡、头晕眼花：龙眼200克，白术、茯苓、黄芪、酸枣仁各50克，人参、木香各25克。共烘干，研为细末，每次15～30克，睡前以温开水送服，久服有效。

②体质虚弱、腰酸腿软：龙眼500克，白砂糖50克，西洋参30克。共置饭锅上蒸之，蒸多次后于冰箱存放。每天晨起，以开水冲服2匙。

③失眠、心悸、盗汗：龙眼10个，莲子、芡实各3克，共同炖汤，睡前服。

④贫血：龙眼20克，桑椹15克，水煎，加蜂蜜调服，久服有效。

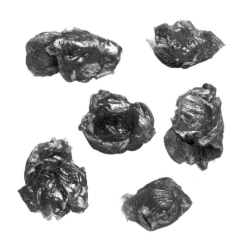

● 龙眼药材

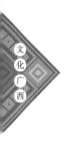

⑤崩漏：龙眼30克，石榴皮5克，水煎服，每天1次。

⑥子宫脱垂：龙眼30克，金樱子根30克，柿蒂3克，水煎服，15天为1个疗程。

五指毛桃赛黄芪

五指毛桃其实并不是桃，是因为其植物的叶子外形像五根手指，布满细毛，而果实的形状又与毛桃相似而得名。五指毛桃为桑科榕属植物，别名五指牛奶、掌叶榕、佛掌榕、粗毛榕、五爪龙、土黄芪、山毛桃、毛桃树、火龙叶等。落叶灌木或小乔木。小枝、叶、花托和榕果均长满金黄色的长粗毛，在阳光照耀下整棵树金光闪闪。五指毛桃生于山谷、溪边，常见于村寨附近旷地或山坡林边，或附生于其他树干，主要产于云南、贵州、广西、广东、海南、湖南、福建、江西，在广西主要分布于龙州、桂平等地。

五指毛桃入药始载于清代何谏的《生草药性备要》，民间常用来煲汤，解暑、祛湿效果佳，煲汤时还会散发类似椰子的香气，深受人们的喜爱。五指毛桃补气的功效与黄芪不相上下，且兼具化湿之功，极其适宜在气候多湿热的地区使用，在临床上多与太子参或党参配伍来补气，或与黄芪、升麻、柴胡等配伍来治疗中气下陷。

五指毛桃味甘，性微温；归脾、肺、肝经；具有健脾化湿、行气化痰、舒经活络、通乳的功效，主治肌无力、风湿、痢疾、

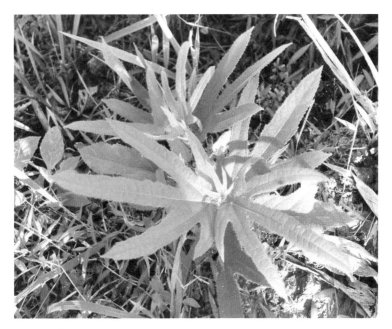

● 五指毛桃原植物

小儿发热咳嗽、脾虚、肝硬化腹水、产后无乳及睾丸肿大等病证。内服用量15～60克。

　　临床验方如下：

　　①重症肌无力：五指毛桃配伍黄芪、牛大力、千斤拔等，五指毛桃的用量较大，通常为30～90克，水煎服。

　　②肺虚咳嗽：五指毛桃20克，紫菀、百部、杏仁、海浮石各10克，水煎服。

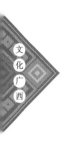
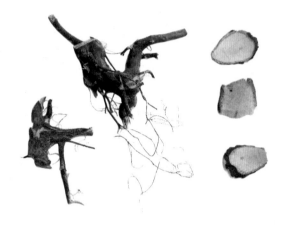

● 五指毛桃药材

③脾虚健运：五指毛桃30克，茯苓15克，白术12克，薏苡仁10克，水煎服。

④产后无乳：五指毛桃60克，猪脚1只，开水适量，炖服。隔日1次，连服数日，即能见效。

黄精与丫鬟的故事

在一些土质松软肥沃的山坡、林地杂草中，偶尔可以见到一种茎像细竹一样挺直的植物，黄绿色的花朵形似串串风铃悬挂于叶腋间，在风中摇曳，绰约妩媚；球形小浆果，由绿色渐转至紫黑色，圆润可爱。这种植物便是黄精，是一种非常珍贵的滋补佳品。

　　很久以前，有个既富有又凶狠的财主婆，她喜怒无常，经常无缘无故地打骂仆人。有一天，一个姓黄的丫鬟将煮好的茶倒入杯中，从厨房端出来给财主婆喝，途中不小心摔了一跤，茶泼了一地。她吓得直流泪，心想财主婆定不会饶了自己，为免遭毒打，便偷偷地从后门溜出，跑进深山里了。事情过去了很久，有一天，有人发现丫鬟出现在后门山头上。奇怪的是，她好像吃了能够随时飞的药，能从这棵树飞到那棵树。得知此事的财主婆虽然能够看到她，但是就是抓不到她。气急败坏的财主婆心生一计，就让仆人在树边放许多美味佳肴来引诱丫鬟。善良的丫鬟不知这是一个阴谋，加之此时饥肠辘辘，就趁无人之时把饭菜偷吃了。可这一吃能飞的功夫也消失了，丫鬟最终被凶狠的财主婆捉住。为了拿到吃了能够随时飞的药，财主婆严刑拷打逼问丫鬟究竟吃了什么药。然而丫鬟自己也想不起来，因为当时逃进深山大坳里没有饭菜吃，只好以草为食，并不知道是因为吃了哪种草后才有飞的能力。但是，财主婆仍不放过她，认为她有意隐瞒，不久丫鬟就被活活饿死了。后来，人们发现，在丫鬟的坟地长出一种一两尺高的怪草，叶片像百合，白色的花像挂着的小铃铛。人们都说这是黄姓丫鬟所变，也有的说是黄姓丫鬟吃进肚里的药没有来得及消化掉而长出来的，还结出黑色的果实。大家都认为这是黄姓丫鬟的精灵，就冠以"黄精"之名。从此，黄精的传说就在民间传开了。

　　黄精在广西主要分布于百色地区。壮族先民采得黄精后用小溪流水洗净，从上午9点蒸至第二天凌晨1点，然后切片晒干，如此反复蒸晒几次，直到乌黑发亮。黄精甘甜可口，灾荒年月，很多百姓到山上采收回来当粮食吃，因此又称米脯、余粮、救穷等。

　　黄精性平，味甘；具有补气养阴、健脾润肺益肾的功效，主治脾胃虚弱、体倦乏力、口干食少、骨软、早衰、白发、肺虚燥咳、带下病、眼睛干燥、视力下降、精血不足、内热消渴等病证。黄精肉质根状茎肥厚，含有大量淀粉、糖分、脂肪、蛋白质、胡萝卜素、维生素和其他多种营养成分，生食、炖服均可。黄精既能充饥，又能强身健体，让人气力倍增、肌肉充盈，对身体十分有益。内服用量10～30克。

● 黄精原植物

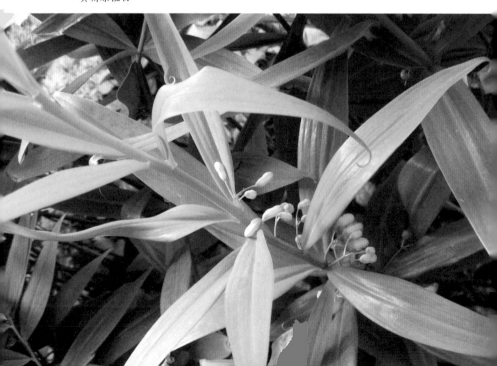

临床验方如下：

①骨软、早衰、白发：黄精、苍术各2000克，枸杞根、柏叶各2500克，天门冬3000克，共煮取汁，加酒曲适量、糯米2000克，煮熟酿酒，平时适量饮用。

②体弱进补：枸杞子、黄精各等份，捣为细末，混匀，炼蜜为丸，每次15克，空腹以温开水送服。

③咳嗽、带下病：鲜黄精1000克，冰糖50克，炖服。

④眼睛干燥、视力下降：黄精1000克，蔓菁子500克，两药均九蒸九晒，研为细末，空腹时以米粥送服20克，每天2次。

⑤高血压、高脂血症、动脉硬化：黄精30克，山楂25克，何首乌15克，水煎服，每天1剂，15天为1个疗程。

⑥糖尿病：黄精25克，山药15克，知母、玉竹、麦冬各12克，水煎服。可改善口渴、体倦乏力等症状。

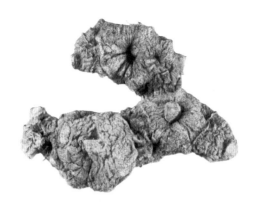

● 黄精药材

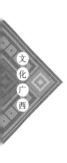
增强脑力益智仁

据说，唐朝有一个经历数次举人考试而未中的秀才，因多年未能如愿，思虑过度，劳心伤神，失眠多梦，健忘，饮食不好，加上睡眠不足，导致肾气虚损，夜尿频多。有一天，秀才坐在院中，看见杂草丛中有几棵貌似山姜的植物结出红棕色纺锤形的果实，就顺手摘下果实放进嘴中。果实芬芳可口，他便一连吃了数颗，没想到食后食欲大增。此后，秀才每天都要去摘此果来吃。几天后，秀才竟发觉睡眠好了，夜尿少了，食欲大开，精神好

● 益智仁原植物

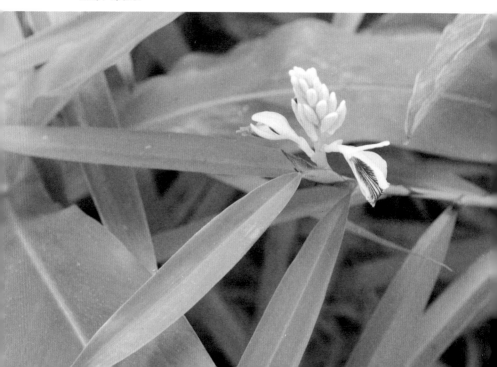

转。第二年，他高中举人，为了感谢这种植物，便给它取名"益智仁"。

益智仁性温，味辛；归肾、脾经；具有暖肾、固精、缩尿的功效，主治下元虚冷、肾虚遗尿、小便频数、遗精白浊、脾寒泄泻、腹中疼痛、口多流涎、失眠、疝气等病证。内服用量3～15克，水煎服。

临床验方如下：

①小儿遗尿：益智仁、桑螵蛸、煅牡蛎、当归各15克，龙骨、龟板、熟地各10克，山药20克，乌药6克，五味子5克，水煎服。

②失眠：益智仁、柏子仁各10克，桃仁15克，五味子、补骨脂各6克，水煎服。

③疝气：益智仁、藿香、橘核、荔枝核、黄皮核、蜜柚核、川楝子、花粉各6克，砂仁、小茴香、薄荷、尖槟、独活、桃仁、香附各4.5克，栀子、木通、荆芥各7.5克，吴茱萸、青皮、木香各3克。共研为细末，每次5克，以酒送服，每天2次。

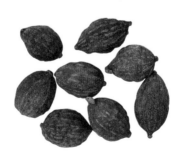

● 益智仁药材

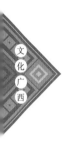

通调三道两路药

　　三道两路理论是壮医理论的基本生理学说。人体脏腑、气血平衡与稳定，三道两路的平和与畅通，是人体生理正常的前提。具有调理气道作用的药物叫通调气道药，如荔枝、鸡屎藤、罗汉果、不出林、桑白皮、半夏、石仙桃、陈皮、大叶桉、吊兰、杧果叶、枇杷叶、紫金牛等。具有调理谷道作用的药物叫作通调谷道药，如鸡内金、广山楂、麦芽、白胡椒、莱菔子、板栗等。具有调理水道作用的药物叫作通调水道药，如海金沙、车前子、茯苓、扛板归、广金钱草、葫芦茶等。具有调理龙路作用的药物叫作通调龙路药，如广西莪术、广地龙、白背叶、白花丹、两面针、红接骨草、接骨木、蚂蟥、桃仁等。具有调理火路作用的药物叫作通调火路药，如牛大力、海桐皮、乌梢蛇、了刁竹等。

两面针与状元郎的故事

　　两面针又称入地金牛、蔓椒、猪椒、金牛公、上山虎、花椒刺、出山虎、入山虎等，为芸香科植物。

相传，宋代开封城有个王员外，他的独生子孟祥与婢女倩娘产生了感情，背着父母私订终身。王员外夫妇得知后，把儿子送到亲戚家读书，逼着倩娘嫁给了一个本地商人。两年后，孟祥考上了状元。孟祥知道倩娘嫁给了别人，非常气愤，一阵头昏目眩，跌倒在书房的炭火盆上，手被烧伤，痛得昏了过去。一位老佣人闻声赶来，问明情况，连忙找来两面针煎水，用药液将烧伤处淋洗几遍，又将两面针捣烂敷在伤口上。数日后，孟祥的伤竟然好了。

两面针主要分布于广东、广西、福建、台湾、云南、四川等地的低丘陵地或灌木丛中。在广西主要分布于南宁、宁明、龙州、防城港、博白、容县、桂平、平南等地。

两面针味辛、苦，性微温，有小毒；具有通血脉、祛风毒、通络、消肿痛的功效，主治气滞血瘀引起的跌打损伤、痹病、胃痛、牙痛、咽喉疼痛、疮痈肿毒，黄疸，胆结石，痢疾，泄泻，毒蛇咬伤，烧伤；还可作为麻醉剂，用于局部麻醉。内服用量5～15克，水煎服；外用适量。

临床验方如下：

①陈旧性跌打损伤、关节活动受限：两面针10克，鲜朱砂根15克，带甲猪蹄1对，加酒水炖服。

②痹病：两面针根15克，独活、桑寄生各20克，水煎服。

③胃痛：两面针根15克，白及、陈皮各120克，水煎服；也可用两面针、千里光各10克，海螵蛸30克，甘草10克，水煎服。

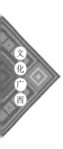
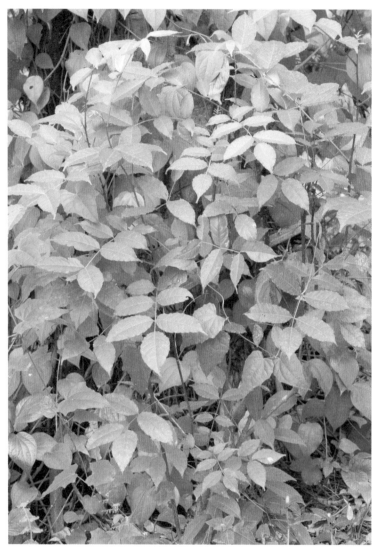

● 两面针原植物

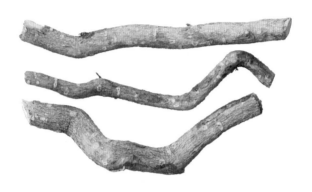

● 两面针药材

④黄疸、胆结石：两面针、十大功劳各10克，木通15克，车前草30克，水煎服。

⑤痢疾、泄泻、腹部胀痛：两面针10克，火炭母全草、番石榴叶各30克，墨旱莲20克，水煎服，每天1剂；两面针10克，地胆草30克，水煎服。

荔枝因白居易而入药籍

荔枝曾经是帝王为博贵妃一笑的佳品。唐代杨贵妃甚爱荔枝，于是唐玄宗下令让驿卒将岭南等地刚采摘的荔枝快马传递至长安城。为了让荔枝保持新鲜，每隔五里、十里分别设有驿站和瞭望台，驿卒和公人们紧张地等待着，有专人给马匹反复检查鞍具，时刻准备飞驰而出接续运送荔枝。从此，荔枝便家喻户晓。

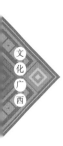

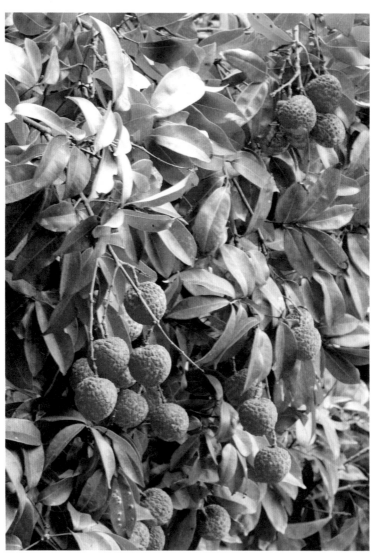

● 荔枝原植物

　　但是，将荔枝核作为药材，则与唐代诗人白居易有关。相传，白居易有一段时间备受疝气的折磨，经多方治疗不见好转。机缘巧合下，有一个民间大夫将荔枝核入药给他服用，不到十天，白居易的疝气竟然好了。从此，他逢人便说荔枝核能治疝气。白居易入京城后，又将此事告知了御医。御医在编修本草书籍时，收录了荔枝核。于是乎，荔枝核便成为一味药材流传下来。《本草纲目》记载："荔枝核治疝气痛、妇人血气刺痛。"

　　荔枝主要分布于广西、广东、云南、四川、福建等地，在广西主要分布于桂平、灵山、隆安、横州、北流等地。

　　荔枝味辛、微苦，性温；具有调气机、祛寒毒、止痛的功效，是通调气道的一味良药，主治疝气疼痛、胃痛、痛经、产后腹痛、乳腺增生、睾丸肿痛等病证。广西壮族民间惯用荔枝肉晒干、蒸熟、再晒干后加入其他补气血药浸酒服用。内服用量10～30克；外用适量。

　　临床验方如下：

　　①疝气疼痛：炒荔枝核、八角茴香各60克，研末，每天早上用黄酒送服10克。

　　②胃痛：荔枝核、木香、丁香、海螵蛸、川楝子、延胡索、白芍、柴胡、枳实、香附、甘草各10克，水煎服，每天1剂，早晚分服。

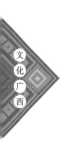

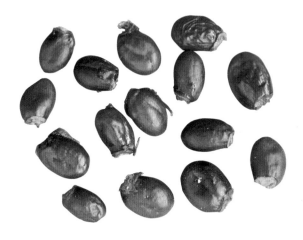

● 荔枝核药材

③痛经：荔枝核、川楝子、延胡索各10克，当归20克，川芎10克，丹参20克，益母草30克，水煎服，每天1剂，早晚分服。

④乳腺小叶增生：荔枝核、川芎、川楝子、延胡索、昆布、桃仁、红花各10克，地龙、柴胡、香附各12克，当归20克，益母草30克，丹参15克，水煎服，每天1剂，早晚分服。

鸡屎藤助女仆救治小主人

相传，古代有一商人，因战乱而家破人亡。所幸女仆莲姑拼命保护小主人继业，一起逃难到岭南，过着贫苦的生活。

有一天，当地一名财主因为儿子大病康复，在自家门前发放大米和猪肉，算是做些善事，报答诸仙相助。莲姑便带上继业一起去领取施舍。财主见是带小孩过来，加倍赠予，两人感激不尽。

谁知，大吃一顿后，继业反而生病了，肚子胀满，疼痛难受。莲姑在村民的指导下，用土办法给继业治病。先把大米泡上，再从围墙旁的攀藤植物鸡屎藤上摘下一木盆叶子并剁碎，将碎叶连同浸泡好的大米一起磨成浆。生火烧锅，放点水，再放入少许粗糖，粗糖融化后，把一半的米叶浆也倒进锅中，用木棒捣拌。米叶浆烧开后，马上把热浆倒回盘里与生浆均匀搅拌，使生浆熟浆拌成一体。锅中放入清水，把浆水架在水面蒸熟。当天晚饭，两人把整盘鸡屎藤叶糕吃完了。第二天，继业的积滞消退了，莲姑从前患有的风湿疼痛也舒缓多了，想来想去，应该跟吃了鸡屎藤叶糕有关。

鸡屎藤在广西各地均有分布。

鸡屎藤味甘、酸，性平；具有祛风毒、除湿毒、消食积、解毒、消肿痛、通血脉、止痛的功效，主治痹病、小儿疳积、小儿脱肛、食积腹胀、泄泻、痢疾、中暑、黄疸、肝炎、肝脾肿大、咳嗽、淋巴结结核、肠痈、无名肿毒、脚湿肿烂、偏头痛、烧烫伤、湿疹、妇女体弱无力、白带稀多、皮炎、跌打损伤等病证。内服用量20～50克；外用适量。

临床验方如下：

①胸闷、脘腹胀痛：鸡屎藤根50克，木香10克，厚朴5克，水煎服。

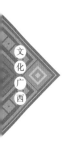

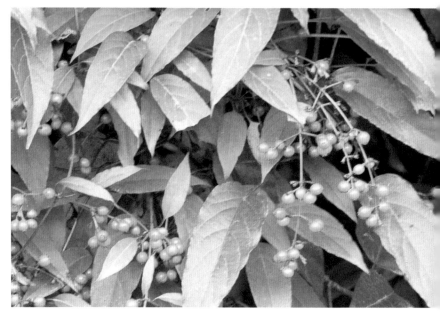

● 鸡屎藤原植物

　　②小儿食积、泄泻、肚腹胀满：鸡屎藤30克，茯苓20克，白术5克，水煎服。

　　③小儿疳积：鸡屎藤25克，猪膀胱1个，水炖服。

　　④小儿脱肛：鸡屎藤近根之头、老者，酒蒸晒10次，羊肠适量，炖汤食之。

　　⑤妇女体弱无力、咳嗽有痰、白带稀多：鸡屎藤、鸡血藤各50克，当归10克，炖鸡服。

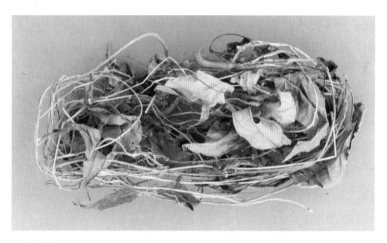

● 鸡屎藤药材

⑥痹病：鸡屎藤100克，当归15克，酒水各半煎服。

⑦偏头痛：鸡屎藤25克，夏枯草15克，臭牡丹10克，六月雪20克，路路通10克，水煎服。

罗汉果名字的由来

在被誉为"罗汉果之乡"的广西永福县龙江村，流传着这样一个古老的传说。很久以前，龙江村的一位水族村民有一天上山砍柴，不慎被野蜂蜇了一下左手背，皮肤表面立刻肿胀，疼痛难忍。急忙中，他从身边的一条坚藤上扯下一个青果擦伤口。不料只擦了几下，胀痛就消失了。他感到非常奇怪，便把鼻子凑过去

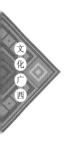

闻，只觉得有一股清香沁人心脾。他又扯了点野果放进嘴里尝了尝，竟然清甜如蜜。他十分开心，连忙摘了两个果带回村去，可一问大家，都不认识这果。

不久，这事被一位叫罗汉的郎中知道了，他便请那位村民带他上山去看，还把这株藤的野果全部采摘了回来。经过反复研究试用，罗汉郎中发现，用这种野果治疗咳嗽等病效果很好。从此，这种野果便真正运用到医学上来，同时村民也开始了人工种植，以便入药使用。后来，人们为了纪念那位罗汉郎中，就把这种果子取名为"罗汉果"。

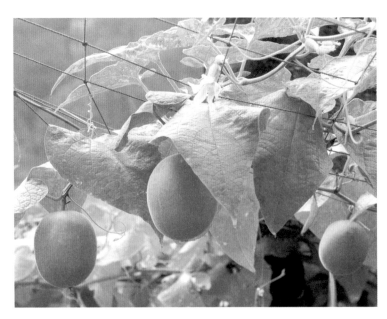

● 罗汉果原植物

罗汉果主要栽培在广西、广东、贵州、江西等地，在广西主要分布于永福、桂林、兴安、全州、资源、龙胜、金秀、贺州等地。广西的罗汉果产量占全球的90%以上。有文献记载，罗汉果以广西桂林地区产的质量较好。罗汉果首载于《修仁县志》［修仁县，建制于唐长庆元年（821年），隶属于今广西壮族自治区桂林荔浦市］，《药物出产辨》也指出罗汉果产于广西桂林府，《广西中药志》进一步指出其产地以临桂、永福、龙胜为主。

罗汉果味甘，性凉；具有清热润肺、利咽开音、滑肠通便的功效，主治肺热燥咳、喉痛、咯血、咽炎失声、便秘、月经不调、肛门出血等病证。内服用量5～20克。

临床验方如下：

①喉痛、声哑：罗汉果1个，清洗干净后切成片，放入砂锅内，先用武火煮沸再改用文火煎煮汁液，去渣取汁，待冷却后饮服。

②咳嗽：罗汉果1个洗净，然后将其压破，挖除内瓤，再把罗汉果皮弄成小碎片，接着将皮和瓤一同放入水杯内，倒入热开

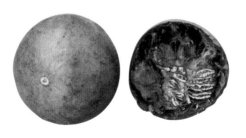

● 罗汉果药材

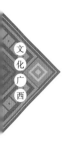
水，盖上盖子焖泡几分钟即可饮用。一般饮用2～3天后，咳嗽就能减轻或痊愈。

③便秘、肛门出血：罗汉果1个，火麻仁15克，墨旱莲30克，水煎服。

④咯血：罗汉果15克，阿胶12克（烊化），水煎服。

⑤百日咳：罗汉果1个，鱼腥草、水蜈蚣各30克，水煎服。

⑥月经不调、咳嗽咽干：罗汉果15克，益母草30克，水煎服。

阿牛与牛大力的缘分

相传很久以前，在广西南方的某个村子，突然有台风席卷而至。灾后，树木尽被连根拔起，即将成熟的庄稼也全部泡在水里，颗粒无收，大部分村民忍饥挨饿，难以度日。

村中有个善良的农夫阿牛，与家中老牛相依为命。此时，田地中的粮食尽被台风所毁，阿牛吃不饱，全身无力，无法牵牛上山。老牛缺乏草料，日渐体衰，无奈阿牛只能将老牛赶出家门，希望它能在外面寻到草料，好好地活下去。

谁知，过了十几天，老牛突然自己回到家中，精神饱满，嘴中还衔着一大块重达几斤的不知名薯根。老牛将薯根扔进阿牛的怀中。阿牛知道，这是老牛帮自己找到的食物，又惊又喜，将薯根熬煮后食用。次日，阿牛身体有所恢复，便跟随老牛外出寻找这种充饥薯根。走过了几个山头，在一处山地发现了被老牛拱出的许多薯根。阿牛将薯根担回村里，分给了村民，帮助大家度过了饥荒。

人们感念老牛和阿牛的恩德，遂将薯根命名为"牛大力"，并逐渐形成了吃牛大力补身体的习惯。

牛大力在广西主要分布于梧州、玉林、钦州、南宁、百色、河池等地。

牛大力味甘，性平；具有补肺滋肾、舒筋活络的功效，主治体虚、便秘、肺虚咳嗽、咯血、肾虚腰痛、阳痿、遗精早泄、白带异常、老年体弱、筋骨疼痛、痹病、关节肿痛、跌打损伤等病证。内服用量30～250克。牛大力还是特色野生煲汤料之一，壮

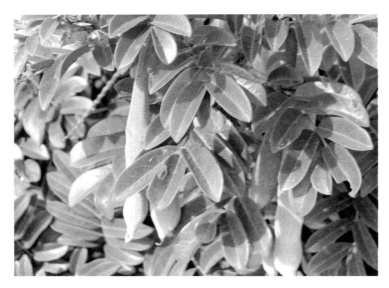

● 牛大力原植物

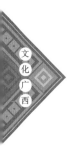

族人民经常用来煲汤。

临床验方如下：

①阳痿、遗精早泄、不孕症：牛大力250克，肉桂10克，当归15克，黄芪25克，带骨羊肉1000克，共炖汤。常吃有效。

②补肾阳，养精血：牛大力100克，黄芪50克，山茱萸20克，熟地、枸杞子各25克，白酒（高度为佳）2500克，共浸泡100天，适量饮用。

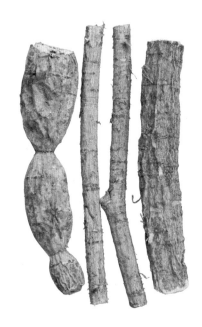

● 牛大力药材

③关节肿痛：牛大力50克，独活、桑寄生、牛膝各15克，木通5克，水煎服。

④久咳痰多、体质虚弱：牛大力25克，桑叶、菊花、杏仁各5克，甘草3克，水煎服。

⑤老年体弱、筋骨疼痛：牛大力50克，牛骨（带髓）500克，共炖汤，经常服用。

⑥体虚、便秘：牛大力100克，枳壳5克，陈皮3克，水煎服。

喜爱攀缘的海金沙

500年前就有人如此形容海金沙："生山林下，茎细如线，引于竹木上，叶背多皱纹，皱处有沙子，黄赤色状如蒲黄粉；不开花，细根坚强，其沙及草皆可入药。其细小如沙的颗粒，细腻光滑，置于手中，犹如细沙从指缝间滑落。"这或许就是海金沙名字的由来吧。

这种"沙"非叶、非花，是种子又不是种子，它只是那可爱的掌状小羽叶上的孢子。海金沙喜爱攀缘，作为唯一能够用叶轴攀爬的蕨类植物，攀爬是它的天性，向上是它的品格，凭着坚韧不拔的品性，海金沙从远古一路走来，生长得越来越繁茂，用其藤和孢子为我们的健康保驾护航。

海金沙又名金沙藤、左转藤、蛤蟆藤、罗网藤、铁线藤、吐丝草、鼎擦藤、猛古藤，在广西各地均有分布。

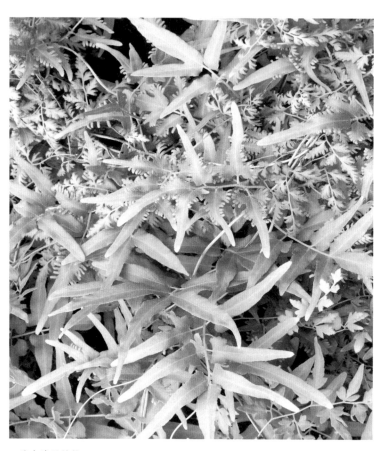

● 海金沙原植物

　　海金沙性寒，味甘、淡；具有渗湿利水、清热解毒的功效，主治淋证、尿路结石、膀胱炎、肾炎水肿等病证。内服用量6～40克。

● 海金沙药材

临床验方如下：

①淋证：海金沙37.5克，滑石25克，共研为细末。每次取12.5克，加入灯心草、木通、麦门冬各适量，水煎，加蜂蜜调服。

②尿路结石：海金沙、金钱草、车前草各15克，水煎服。

③膀胱炎：海金沙、车前草、积雪草、一点红、白茅根各30克，水煎服。

④肾炎水肿：海金沙、马蹄金、白茅根各30克，玉米须12克，水煎服。

止血圣药龙血竭

远古时期，壮族先民以狩猎为生，每日往返于悬崖峭壁与原始森林中，因此人畜摔伤流血的事经常发生。有一天，一头牛一

脚踩空，跌下了山崖，血流如注。牧民连跑带爬下山谷找牛。好
不容易找到了牛，看见被牛压折了的树干中流出了红色的汁液，
伤牛将这汁液舔敷在伤口上，不一会儿血就止住了。伤牛又嚼食
了树叶，没多长时间，竟奇迹般地翻身站了起来。牧民用血红的
汁液敷在自己被岩石荆棘划破流血的手脚上，顿时血就不流了，
疼痛消失了。牧民带回了凝结在树干上已经干了的血红色树脂，
向人们讲述了汁液的神奇功效，人们便把这血红的汁液当作天赐
的神药，称为"麒麟竭"（即龙血竭）。

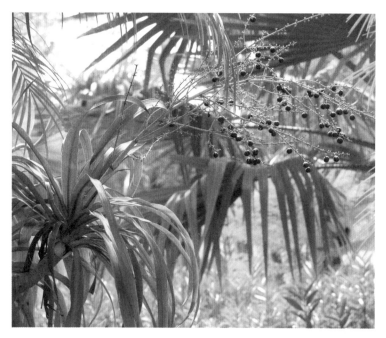

● 龙血竭原植物

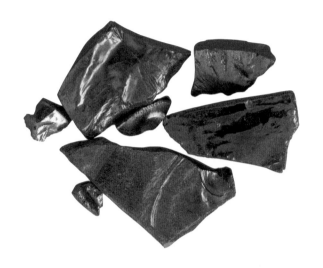

● 龙血竭药材

　　龙血竭在广西主要分布于崇左、大新、宁明、龙州、凭祥、靖西等地。

　　龙血竭性平，味甘、辛、咸；归肺、脾、肾经；具有活血散瘀、定痛止血、敛疮生肌的功效，主治骨折、跌打损伤、瘀血作痛、妇女气血凝滞、外伤出血、脓疮久不收口等病证。内服用量3～15克；外用适量。

　　临床验方如下：

　　①气滞血瘀而致的痛经：龙血竭15克，蒲黄50克，共研为细末，每次3～5克，每天2～3次，以开水冲服。

　　②气滞血瘀、胞脉不通而致的痛经：龙血竭15克，白梅花100克，共研为细末，每次3～5克，每天2～3次，以开水冲服。

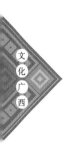
③四肢骨折早、中期，跌打损伤，局部瘀肿、疼痛：龙血竭、三七、干地龙各适量，各研为细末，调和均匀，炼蜂蜜为丸，每丸6克，每次1丸，早、晚各服1次，用绍兴黄酒或温开水送服。

广西莪术破血行气、消积止痛

传说很久以前，烽烟四起，战事连年，有位姓李的将军在西戎平定战乱。下属向李将军汇报战况，说将士们连年征战，英勇善战，连夺数座城池，捷报连连，可有些将士因水土不服，出现了面色萎黄、食欲不佳、脘腹胀痛等症状。于是，李将军赶紧召集当地的大夫，寻医问药。一个大夫前来军营献药，由于出现相同症状的病人很多，带的药材也不够用，于是向李将军申请带着徒弟和众多士兵一块上山采药治病。大夫边走边教同行的士兵怎么采药，其中重点教了怎么识别广西莪术。到了山脚，大夫指着前边一片齐膝盖高的、开着紫色花朵的植株说，这就是要找的药材广西莪术。由于正值夜晚，在月影的照耀下这些植株的花朵格外显眼。只见它根茎为卵圆形块状，侧面有圆柱状的横走分枝，根系细长，末端膨大呈长卵形块状。徒弟和士兵们也开始采摘了，没过多久他们就采够了药材。大夫带领众人连夜回到军营，在军帐中，大夫仔细地查看了病人情况，诊断开方，叫徒弟们去拿药煎煮。几天后，患病的将士们都痊愈了。

李将军称赞大夫的医术高明，并指着广西莪术，问这是什么

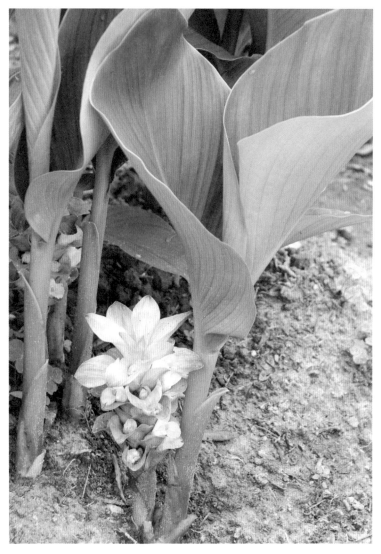

● 广西莪术原植物

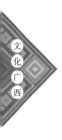

神药。大夫捋了捋胡须，笑着说，这是广西莪术，具有破血行气、消积止痛的功效。

广西莪术生于山坡、村旁或林下半阴湿肥沃土壤上，可野生或栽培。在广西主要分布于南宁、横州、上思、贵港、灵山、百色等地。

广西莪术性温，味辛、苦；归肝、脾经；具有抗肿瘤、破血祛痰、行气止痛的功效，主治产后瘀血疼痛、脘腹胀痛、吞酸吐酸，癥瘕痞块等病证。内服用量3～9克。

临床验方如下：

①小肠胀气、痛不可忍：广西莪术研末，空腹葱酒服5克。

②吞酸吐酸：广西莪术50克，川黄连、吴茱萸各25克，水煎服。

③奔豚疝瘕：广西莪术、肉桂、小茴香各等份，研末服用。

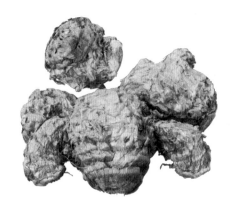

● 广西莪术药材

清热熄风的广地龙

广地龙，又名蚯蚓、曲蟮、赤虫，可生用或鲜用。可于春季至秋季捕捉，及时剖开腹部，除去内脏及泥沙，洗净，晒干或低温干燥。《本草纲目》记载："其性寒而下行，性寒故有解诸热疾，下行故能利小便，治足疾而通经络也。"在广西各地多有分布。

广地龙性寒，味咸；归肝、脾、膀胱经；具有清热定惊、平喘、通络、利尿的功效，主治惊厥抽搐、鼻出血、肢体屈伸不利、小便不利、哮喘、高血压等病证。内服用量4.5～9克；外用适量。

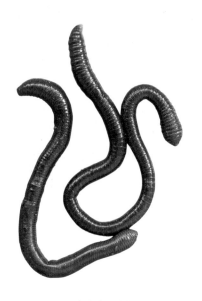

● 广地龙原动物

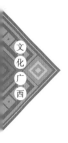
临床验方如下：

①惊厥抽搐：广地龙、钩藤、僵蚕各适量，水煎服。

②鼻出血：广地龙适量，洗净捣烂，加白砂糖，以开水冲服。

③带状疱疹：广地龙适量，白砂糖拌匀，取浸出液，局部涂敷患处。

④热结尿闭：广地龙适量，水煎服。

⑤肺热咳喘：广地龙、麻黄、杏仁、黄芩各适量，水煎服。

⑥高血压：广地龙、毛冬青、丹参、磁石各适量，水煎服。

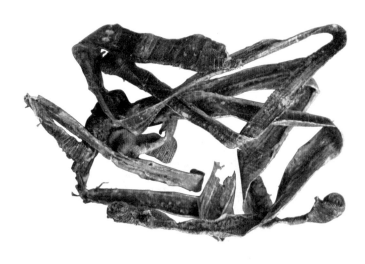

● 广地龙药材

止血药

　　具有调理龙路、凉血、化瘀、止血作用的壮药称为止血药，如三七、仙鹤草、侧柏、飞龙掌血、大蓟、五月艾等。

三七药名的来历

　　古时候，一个叫张二的青年患有奇怪的"出血病"，口、鼻经常出血，每天数次，虽出血量不多，但也让他难以承受，经多方医治仍无效果，身体渐渐瘦弱，眼看命不久矣。

　　这天，一位姓田的江湖医生在张二所在村庄行医，张二正流着鼻血，自然也来求医。田医生取出一种草药的根，研磨成粉给张二服下，不大一会工夫，血竟然止住了。张二一家非常感激，付给医生双倍诊金，为防出血病再发作，就请田医生留下这种神奇草药的种子。田医生承张家之请，便留下了草药种子。张家按照医生的嘱咐，在自家屋后种上了这种草药。不久草药发芽后，移种到一小片地里。一年后，张二家的草药长得非常茂盛，全家上下非常高兴。

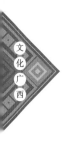
　　知府大人的独生女患了出血病，多方治疗不见好转，无奈只好贴出告示：能治好女儿病者，招其为婿。张二闻知后带上自种的草药，研成末让知府大人的女儿服下。谁知服药后，知府大人的女儿的出血病更加严重了，差点丢了性命。知府大怒，命人将张二捆起来严刑拷打，他被迫讲出了实情。知府大人又令人捉拿田医生，要以"庸医谋财杀人"罪判处极刑。田医生向知府大人解释说："此草药要种植3年以上才有止血效果，7年以上者更佳。现在草药仅长满一年，药性太差，当然治不好贵小姐的病。"知府大人命田医生给自己的女儿服用他带来的草药。知府大人的女儿用药后，次日基本血止，又调养了几日，便完全康复了。

　　经过这件事后，知府大人建议田医生将这味药命名为"三七"，表示必须生长到3～7年才能用。又因为田医生发现三七且贡献给大家，品德高尚，故在"三七"的前面加个"田"字，叫"田三七"。

　　古代乃至近代，三七的出产地主要是广西靖西、田东、田林一带。这片区域，是古代"田州"的范围。许多特效药物多以原地名来称呼，故将三七称为"田三七"，简称"田七"。这种说法更符合实际情况。

　　三七味甘、微苦，性温；具有散瘀止血、消肿定痛的功效，外用主治金刃剑伤、跌打损伤、血出不止，内服主治吐血、下血、冠心病、心绞痛、咯血、呕血、黑便、关节肿痛、高脂血症、胃痛、前列腺炎、小腹胀痛、排尿不畅、尿路结石、痢疾、崩中、月经过多、产后恶露不尽、血晕、痈疮肿毒、蛇虫咬伤

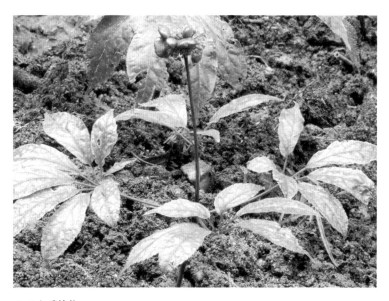

● 三七原植物

等。内服用量5～30克；外用适量。

临床验方如下：

①冠心病、心绞痛：三七适量，研为细粉，每次5克，每天2次，以温开水冲服。

②月经过多、产后恶露不尽：三七10克，鸡肉适量，炖汤服食。

③咯血、呕血、黑便：三七适量，研为细末，每天3次，每次2～3克，以温开水冲服。

④关节肿痛：三七10克，枫荷叶20克，两面针5克，水煎服。

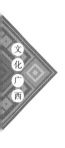

⑤手足皲裂：三七30克，研为细末，加适量麻油调和，以热水浸脚后涂患处。

⑥高脂血症：三七粉3克，制何首乌、山楂、泽泻各2克。将制何首乌、山楂、泽泻共研为细末，与三七粉混匀后，早晚分两次以温开水冲服。30天为1个疗程。

⑦胃痛：三七、白芍各10克，香附、元胡、木香各5克，水煎服。

⑧前列腺炎、小腹胀痛、排尿不畅：三七粉、川芎粉、西洋参粉各50克，混匀，每次5克，每天2次，以开水冲服。30天为1个疗程。

⑨尿路结石：三七粉、琥珀粉各等份，混匀，每次5克，每天3次，以温开水冲服。

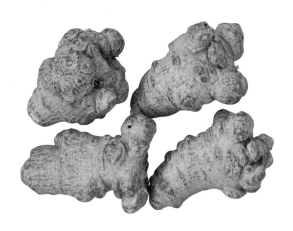

● 三七药材

仙鹤草与进京赶考书生的故事

古代有两个秀才进京赴考，因怕误了考期，顶着烈日不停地赶路，又热又累，其中一个秀才因劳累过度，突然流起了鼻血，他们只好停了下来。在山野之中一无医、二无药，二人只好看着血从鼻孔向外流。他俩正在焦急之时，只见空中一只白鹤衔着草飞了过来，飞到他俩的上空时，把几棵草扔下就飞走了，而野草恰好落在他们面前。流鼻血的秀才，不由得拾起落下的草放入口中咀嚼起来。谁知，没过多久，鼻血竟止住了。他俩都非常奇怪，歇息片刻便又继续赶路，总算没有耽误考期，并双双高中进士。后来，他俩为了感谢白鹤的送药之情，便给那种草起名为"仙鹤草"。

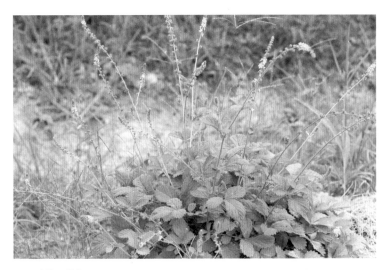

● 仙鹤草原植物

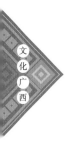

　　仙鹤草在广西主要分布于乐业、靖西、马山、南宁、宾阳、贵港、平南、玉林、博白、陆川、北流、岑溪、苍梧、富川、平乐、恭城、灌阳、三江等地。

　　仙鹤草味苦、涩，性平。内服可用于治疗咯血、呕血、衄血、便血、尿血、痢疾、泄泻、腹痛、口腔溃疡、牙龈出血以及妇女崩漏下血等多种出血病证，还能收敛、补虚、强体，可用于治疗劳累过度所致脱力劳伤之头晕目眩、神疲乏力、闪挫筋伤等病证；外用能解毒杀虫，用于治疗湿疹、疮疖痈肿、阴痒、带下病等。内服用量20～50；外用适量。

　　临床验方如下：

　　①眩晕、视物旋转、恶心呕吐：仙鹤草50克，水煎服。

　　②痢疾、泄泻、腹痛：仙鹤草30克，地锦草20克。水煎去渣，赤痢加白糖，白痢加红糖，分3次服。

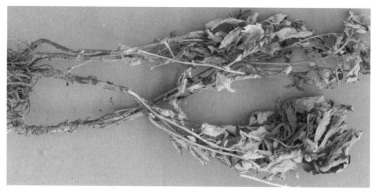

● 仙鹤草药材

③口腔溃疡：仙鹤草根30克（干品），水煎，取汁漱口并内服。

④咯血：鲜仙鹤草200克，白糖30克，将仙鹤草切碎，捣烂，加入白糖及适量温开水，搅拌后取汁顿服。

⑤湿疹、妇女阴痒白带似脓状：鲜仙鹤草1000克，洗净切碎，水煎取汁，熏洗患处。

飞龙掌血与大蟒蛇的故事

据说，很久以前，在某个大山深处，住着一个极为善良的人叫张石强。有一次，张石强在路上看到一条小蟒蛇被崖上掉落的石块砸伤，见它可怜地躺在地上无力爬动，就把它带回家去，用白及和散血草捣碎后包在它的伤处。在他的精心治疗及喂养之下，小蟒蛇恢复了健康并被放回了森林。

有一天，张石强在悬崖上采集岩白菜时，稍一分神，便从高高的崖上摔了下来，幸好中间有小灌木阻挡，延缓了下落的速度，否则早就粉身碎骨了。尽管如此，张石强还是摔得不轻，当他用力挣扎想爬起来时，只感觉全身一阵剧痛，便一下子昏了过去。不知昏了多久，当他苏醒过来时，只觉得口中有些黏糊糊的东西，他勉强靠着石头将身子半坐起来，才看见前面盘着一条大蟒蛇，正昂着头注视着他。张石强有气无力地说："是你救了我吗？"只见蟒蛇点了点头，便飞速离去。张石强正凝思眼前的大蟒蛇是不是自己当年救治过的小蟒蛇时，大蟒蛇嘴中衔着一棵带

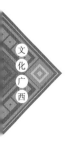

刺的小灌木回来了。大蟒蛇将小灌木放在张石强的身上，然后朝他点了点头才恋恋不舍地离开了。

　　张石强心中明白了，这一定是自己救过的小蟒蛇，它用这棵不知名的草药救了他。张石强试着站起来，虽然很吃力，但是却不像最初那样剧痛钻心。带着大蟒蛇给他的这棵草药，他慢慢地回到了家中，每天将那棵草药切些来煎服，没过几天就能活动自如了。从此，张石强记住这棵草药的形态，经常到山中去采回来给别人治伤。那些人见识过这药的神奇功效后，便好奇地问他："这药叫什么？"而他自己也不知道这棵草药究竟叫什么，迟疑了一会儿才回答"飞龙掌血"。"飞龙"意思是大蟒蛇如飞一般来去，"掌血"即报恩的一种哩语。

　　在壮乡，飞龙掌血作为一种神奇的草药，对骨伤及风湿病有

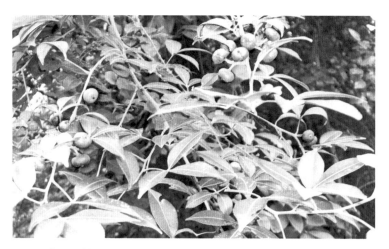

● 飞龙掌血原植物

很好的治疗效果。飞龙掌血通常生于山坡阳光充足的小树丛中或疏林下，在广西主要分布于融水、罗城等地。

飞龙掌血味辛、苦，性温；具有祛风止痛、散瘀止血、通龙路的功效，主治各种血证、闭经、痛经、痹病、跌打损伤、痛症等病证。内服用量5～15克；外用适量。

临床验方如下：

①吐血、衄血：飞龙掌血、红白二丸、茅根各15克，水煎服。

②痹病：飞龙掌血、血风藤、搜山虎各10克，土防己、松节各15克，水煎服。

③跌打损伤：飞龙掌血、冰片各适量，碾末调敷患处。

④痛症：飞龙掌血、下山虎各30克，活血藤、山萎各50克，浸酒外擦患处。

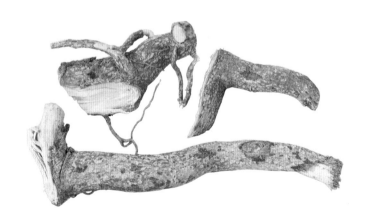

● 飞龙掌血药材

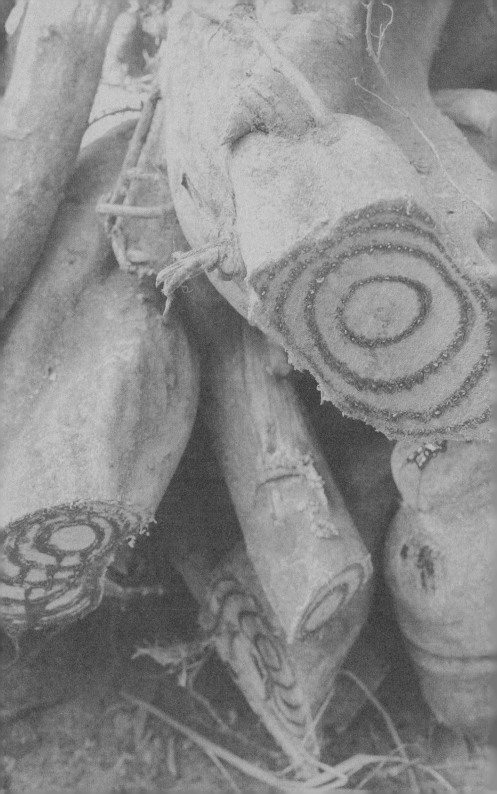

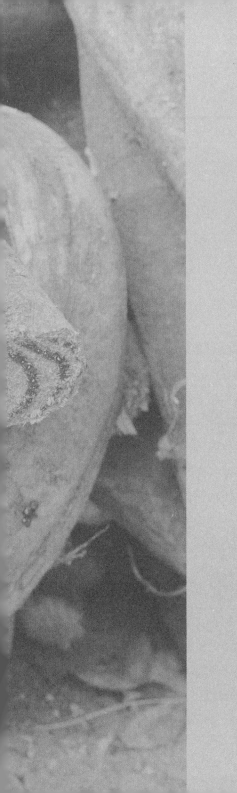

壮医壮药
——多姿多彩

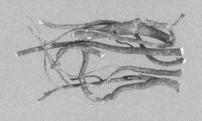

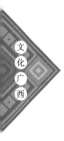

稻作文化与壮医药的渊源

据专家考证，广西左江、右江地区及邕江流域是壮族先民——西瓯、骆越民族的原始家园和稻作农业的起源中心之一。稻作文化是西瓯、骆越民族的基本或者说主要的文化特征。

据考证，早在距今9000多年的新石器时代早期，广西壮族地区就出现了最初的稻作农业，其后壮族稻作文化历代均有发展。直至今天，稻作文化对壮族社会生活各方面的影响仍然根深蒂固。壮医药的起源与原始农业及渔猎业的发展有着十分密切的关系。

在氏族社会的末期，壮族地区的工具制作技术已有所进步，原始农业和渔猎经济都有了较显著的发展。壮族地区原始农业的发展，使壮族先民在农作物栽培的过程中，有条件对更多的植物进行长期细致的观察和进一步的尝试，使部分野生植物药由野生变为人工栽培，从而认识更多的植物药。而渔猎经济的兴起，又为壮族先民提供了较多的鱼肉类食物，在实践中，壮族先民又认识了一些动物药。经过反复的实践与观察，并对这些原始朴素的经验加以总结，逐渐有了壮族药物的起源。

壮族稻作文化的兴起，不仅对壮医药的起源起到了积极的促进作用，而且对壮医药后来的发展也有着深刻的影响。壮族是一个典型的稻作民族，稻作文化直接与"食"有关，随着稻作技术的不断进步，壮族人民餐桌之物越来越丰富，并逐渐总结出"食"对养生保健、祛病逐邪的作用。壮医素有"药补不如食补"之说，即与稻作文化及饮食文化有密切的关系。壮族稻作文化还与壮医理论的形成有密切的渊源关系。壮族先民在实践中直观地观察到，水稻察天地之气以生长，赖天地之气以收藏，而人体则赖谷物以养，一日三餐不可或缺，于是将谷物得以进入人体并消化吸收之通道直接称为"谷道"。大自然中水和气对农作物的生长是非常重要的，没有水和气，或者水、气过多或过少，都对农作物的生长非常不利。同样，水和气对人体也是非常重要的，于是在壮医理论体系中，将人体另外两条极重要的水液交换和气体交换的通道称之为"水道"和"气道"。"谷道""气道""水道"三道理论是壮医理论的核心内容之一，其提出源于壮族先民对人与大自然的朴素认识和实践经验的总结，我们可以明显地看出其带有壮族稻作文化的痕迹。

　　稻生长在南方，南方气候炎热，昼白夜黑，阴生阳长，因稻作文化的不断发展，由此延伸出了壮医阴阳理论。稻作文化使壮族先民对阴阳有了较早地认识，形成了壮医最初的阴阳概念。阴阳对立，阴阳互根，阴阳消长，阴阳平衡，阴阳转化，揭示了大自然万物变化的规律。壮医以阴阳认识人的生老病死、机体的脏腑功能以及人与自然变化的关系，逐步发展形成了阴阳为本理论，并成为壮医的基本理论。

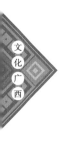

历史名人与壮医药的缘分

在壮族聚居的柳州、南宁、百色、河池地区的不少县志中，在述及民族医药时，都有"药王庙"的记载。这些"药王""神医"，正是壮族及其先民千百年来防病治病的理想的化身。壮族的神话传说很多，如《盘古开天地》《特康射太阳》《妈勒访天边》《陆驮公公》《布伯》《姆六甲》《布洛陀》《祖宗神树》《三星的故事》等。关于壮医起源的神话传说主要有两个，即《神医三界公的传说》和《爷奇斗瘟神——靖西壮乡药市的传说》。从这两个神话传说的内容来看，基本反映了壮族先民崇尚医药、顽强不屈与疾病做斗争的精神，同时也是壮医药起源和壮族先民早期医疗活动的体现。

神医三界公的传说

传说古代壮乡有一位神医，人们都称他为三界或三界公。三界本姓李，幼年丧父，随母改嫁到冯家，靠卖柴度日，家境贫寒。他心地善良，乐于助人，有一次在梦中得仙人指点，要他不畏一切险阻，攀登须眉山，去接受八仙赠送的宝物。

三界遵照梦中仙人的话，第二天一早就出发。路上，三界不贪图强盗分给他的赃物，在和一只猛虎的搏斗中，他紧抓虎尾巴不放松，结果虎尾化成了一条彩带，老虎负痛而逃窜。他继续攀登悬崖，上了第一峰、第二峰……在向最高峰攀登时，忽然听到草丛中沙沙作响，一条水桶般粗大的蟒蛇张开血盆大口向三界扑来。三界虽用扁担、柴刀奋力与大蟒搏斗，但终被大蟒紧紧绞住，人蛇打滚，昏迷过去。当他醒过来的时候，已经不见大蟒的踪影，手中却握着一条奇棒，棒上写着"须眉棒"三字。三界持彩带和须眉棒继续前进，又翻过了几个山峰，终于来到了云雾缭绕的最顶峰。

在这远离人间烟火的仙境洞府，他得到八仙的礼遇和点化。八仙告诉他，一路上与虎、蟒蛇搏斗所得的彩带叫五彩如意带和须眉棒，都是能治病的宝物，并希望他用这些宝物为乡亲们治病。八仙又送给他一个大仙桃，让他吃了脱胎通仙气；再送给他一本金字天书，嘱其临危念动真言，可以逢凶化吉，甚至起死回生。

三界从此成为壮乡的神医。他每天手持五彩如意带和须眉棒，怀揣金书，走村串户为病人治疗。不管是恶疗毒疮，还是骨折筋断，只要用五彩如意带包扎，并照金书念动咒语，再用须眉棒轻轻敲三下，立即复原痊愈。不少弓背跛脚、眼瞎浮肿的病人都被三界治好了，因此他很快就远近闻名。

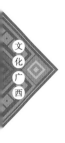

土司老爷得知三界有这么好的法宝，又天天为百姓治病，深得民心，十分害怕，便以谋反罪奏请皇帝派出三千士兵，浩浩荡荡开赴壮乡，不容分说就将三界上枷锁押到京城，关入大牢。

老百姓知道三界被官兵抓走，都纷纷到京城为他求情。但皇帝听信奸臣谗言，认为三界妖法惑众，图谋造反，要将三界处死，但不管用什么方法都伤不了三界分毫。皇帝和文臣武将们无奈，加上听说许多州府瘟疫流行，百姓病死无数，于是转而下令释放三界，让他到疫区为百姓治病。三界来到瘟疫流行的州府，立即念动咒语，向四海龙王求得龙涎水，又进深山采集百种草药共制成驱瘟神丹。病人服下这种仙药后，吐出了肚里恶臭的瘟毒黑痰，顷刻浑身清爽，健壮如初。

三界为穷人治病，亲自登门，不避臭秽，连诊费药费都不收，受到人们的尊敬。瘟疫很快就被驱走了，皇帝念三界治病有功，本想封他为国师，但是一班奸臣佞党又出来阻拦，诬蔑三界与州府勾结，共同作弊欺骗皇帝。昏庸的皇帝听信奸臣谗言，又把三界囚禁起来。三界一气之下，用他的法宝和法力惩治了这帮坏人。

之后，三界辞去皇帝给他封的官，带着仙人赠予他的几件法宝，又回到壮乡老家，为群众防病治病，一辈子做救死扶伤的好事、善事。后来，百岁无疾而终，并被八仙度化而去。

壮乡千山万水，到处为三界公建立庙宇。这些庙宇香火不绝，人们祈求三界公保佑，除病消灾，福寿双全。现忻城县土司衙门旧址附近仍保存有一座清代修建的三界庙，常年香火不断。

靖西药市与爷奇斗瘟神的传说

在桂西壮族聚居地靖西市，流传着一种很有民族特色的药市习俗。每年农历五月初五，当地及附近的壮医药农、壮族群众纷纷将各自采到的药材拿到县城摆摊出售。上市的药材品种达数百种，赶药市者多达万人，主要圩亭都摆满，不下五六百摊。此外，壮族聚居地忻城、隆林、贵港等地也有药市，只不过规模未能与靖西药市相比肩。1991年9月，中国药学会药史分会组织60多位专家来到靖西考察，对这个奇特的壮乡药市称赞不已，建议加以保护和发展。

靖西药市到底起源于何时，迄今尚未发现有比较明确的文献记载。当地民间传说，药市是古时候一位大家都叫作爷奇的医术高明的老壮医，带领壮族人民群众大量采集各种山间草药，跟一个在每年农历五月初五就来肆虐人间的瘟神——"都宜"（壮语汉译音，意为千年蛇精）做斗争并取得胜利后逐渐形成的。

传说中的瘟神"都宜"很厉害，凡是有人居住的村寨，它都要去喷射毒气，散布瘟疫，放蛊害人。一家一户对付不了它，一村一寨也奈何不了它。爷奇常年为乡亲们治病，仔细观察"都宜"的行径，发现它特别害怕艾叶、菖蒲、雄黄、半边莲、七叶一枝花等草药。于是，他就教会人们采集这些草药，或挂在家门口，或置备于家中，以防范"都宜"的袭击；在"都宜"到来之前，或以草药煎汤内服，或煮水洗浴，就可预防瘟疫流行，即使得了病，也会很快痊愈。

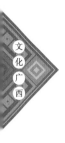

因为有的村寨采集的草药较多，有的村寨采集的较少，甚至采集不到一个品种，爷奇就建议大家在五月初五端午节把家里的草药都摆到圩市上来，这样一来可以向瘟神"都宜"示威，二来可以互通有无，交换草药，交流防病治病经验。"都宜"发现各村寨群众不仅贮备了那么多草药，而且还联合起来对付它，气焰就不再那么嚣张了，最后只好逃之夭夭。从此，壮乡群众免去了这一灾害。

从这里可以看出，爷奇不但教会人们采摘草药，还教会人们使用草药。如今，靖西已成为我国最大的三七产地之一，相传也是这位神仙兼药农开的先河。

传说当然不能引为确证，但它至少能说明，靖西药市形成的年代相当久远，说明这里的壮族群众有利用草药同疾病做斗争的传统和习惯，甚至可以印证，当地涌现过像爷奇这样的高明壮医。如今，每年农历五月初五，壮乡男女老少争逛药市，壮医药也在人们互相交换药物及交流医疗经验得以更广泛普及和应用。药市不仅是群防群治疾病的一种良好民俗，也是壮族医药史上的光辉篇章，颇具壮族文化特色。

柳宗元与壮医药的不解之缘

柳宗元是我国唐代著名的文学家，字子厚，世称"柳河东"，山西永济人。顺宗年间，因参与王叔文革新运动，受到打击，被贬为永州司马，后又改任柳州刺史。那么，柳宗元与壮医药之间有什么不解之缘呢？

他被贬南方后，情绪难免悲郁，加上水土不服，曾患过不少疾病。为治病防病，他虚心向当地壮民族群众学习，亲自种植药物，自采、自制药材。他博采当地的医药经验，结合自身的治疗经验，编撰了《柳州救三死方》一书，其中记录了三种当地的治病方法。

一是杉木治脚气。唐元和十二年（817年），也就是他到柳州后第三年的二月，脚气病越来越重，导致肋骨之下长出像石头一样的肿块。有一次半夜突然发作，竟然昏迷了三天而不省人事，全家人吓得哭嚎不停。在这危急关头，采用了荥阳郑洵美所传的杉木汤，服了一次，病情立即得到缓解，起死回生；服用了三次，就取得了气通块散的功效，转危为安。方中介绍了杉木汤的配方和煎服方法，提到用杉木节若干、橘叶（也可以用橘皮代替）若干、槟榔若干枚，捣碎后加童子尿若干，共煮到一半的分量，分两次服用。如果一服收到药到病除的速效，就不用再服了。

二是屎壳郎治疗疮。蜣螂是医治箭镞入骨不可拔者的良药，将蜣螂和稍煎过的巴豆研匀涂在箭镞伤处，片刻痛定而慢慢痒起来，到痒得不可忍时摇动箭头，拔之立出，然后用生肌膏药敷贴即可。

三是盐汤治霍乱。宋代传下的古籍中，引用崔能的话说，"合得一剂，可投百人"，在患了霍乱之病"急觅诸药不得""或在道途、或在村落，无诸药可求"时，只要服用这种

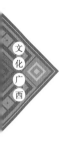

药丸，立马见效。古时候所讲的霍乱，是泛指剧烈吐泻、腹痛、转筋（俗名抽筋）等症，包括现代所称的"霍乱"及急性肠胃炎等。

曹操吞食断肠草是真的吗

断肠草是壮族地区常见的毒药。据《博物志》记载，曹操喜欢养生之法，对方药也有所了解，平时"习啖野葛至一尺，亦得少多饮鸩酒"。野葛又名断肠草、胡蔓草、钩吻等，被古人称为九大毒草之首，含胡蔓藤碱，摄入3克生断肠草根即可丧命，传说神农氏便是被它毒死的。曹操能吃一尺断肠草，可能是因为经熟制，但服食过量也可导致消化系统、循环系统和呼吸系统产生强烈的不良反应，中毒症状包括流涎、恶心、口渴、吞咽困难、发热、呕吐、口吐白沫、抽搐、四肢麻木、肌肉无力、肌肉纤维颤动、舌硬、言语不清、烦躁不安、心律失常。所以，传说曹操能吃一尺断肠草，尚待考证。断肠草若使用得当，则具有祛风除湿、消肿止痛的功效。

壮族习俗文化与壮医药密不可分

　　习俗文化是一个民族经过长期生产、生活实践的积累、沉淀、创造后，形成的普遍适用流传的习惯、喜好、风俗、思想等。与壮医药有关的习俗文化被称为壮族地区医药习俗，是壮族先民不断实践发展代代相传至今形成的关于治病、防病、保健的广泛流传的行为方式。在不同地区的自然地理环境和气候下催生的习俗也不尽相同，壮族人民的鼻饮、佩药、逛药市习俗，干栏建筑特点，花山岩画文化等，都与壮医药密不可分，都是壮族人民智慧的结晶。

佩药防病法

　　壮医佩药疗法是选用一些药物佩挂于人体的一定部位，利用药物的特殊气味，以防病治病的一种方法。佩药习俗起源于远古时代，人类以植物为衣（卉服）时，发现某些植物穿挂在身上，有解毒消炎、消肿止痛、防病治病的独特作用。壮族人民素有穿"卉服"及佩挂绣球、香囊的习俗。最早有文献记载的绣球内包

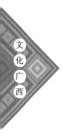
有豆粟、棉花籽或谷物等。后来人们发现在其中填充某些药物，佩挂以后对预防感冒、强身健体有较好的作用，就逐渐发展成为一种群众喜闻乐见的防病治病习俗。一般来说，佩药部位多为颈项、手腕和胸腹部。现代研究证明，壮医香药袋具有良好的灭菌作用，并能增强自身免疫力，促进肠胃活动，从而起到防病治病的作用。

常用的香袋药方有以下几种：①苍术、石菖蒲、山漆、白芷、细辛、藿香、樟脑。②佩兰、丁香、甘松、石菖蒲、薄荷脑、白蔻仁。③川芎、山漆、艾叶、雄黄、苍术、冰片。④藿香、桂皮、冰片、白芷、石菖蒲。上方各药适量，分别研为细末，同组各混合装袋，每袋5～10克，一般10天换药一次，可长期佩挂于儿童身上。

如小儿消化不良、积滞，可用消食香袋，即取炒山楂、炒谷芽、炒神曲各10克，藿香、苍术各6克，陈皮、木香各3克，共研为细末，放入以丝或绸做成的小袋内，悬挂于颈部，药袋平天突穴处，每周换药一次，调理谷道"咪隆"（脾）、"咪胴"（胃）。在疫疠流行期间，取薄荷、防风、朱砂、艾叶、石菖蒲等适量，共研为细末，装入香囊内，挂于颈部前方，能避瘟防病，可作为疠疫流行期的综合预防措施之一。

隔离病源法

隔离病源法是壮族民间用于预防疾病传染的传统方法。

　　古人认为，"五疫之至，皆相染易"，因此，必须采用隔离的措施防止疫疾传染。如《治疫全书》记载："时气大发，瘟疫盛行，递相传染之际……毋近病人床榻，染其秽污；毋凭死者尸棺，触其臭恶；毋食病家时茶，毋拾死人衣物……"这就是关于隔离防病的记载。本法主要适用于瘟疫、肺痨、麻风等传染性疾病的预防，并应和其他方法配合应用。当家中有人患传染病时，要隔离居住，并在门口悬挂标志，谢绝来访。有人远归，常止于村舍外，待其家人提篮装衣往迎，将换下衣物蒸煮，以祛除溷秽、消杀虿毒。壮族聚居点，在时疫流行时，不仅病家谢绝串门，邻村之间也暂不交往，并以硫黄、白醋、黄荆点燃熏屋，清洁居室。病人住过的房屋，则粉刷消毒；病人使用过的器物衣被，则蒸煮洗晒，以预防疫疠的流行。

干栏建筑防病法

　　壮族聚居区地处潮湿，易感湿毒；山林茂密，气温较高，易得痧瘴；野兽出没，易受袭击伤害。为了预防疾病，避免野兽伤害，古时壮族先民采用树宿的生活方式，随着生产力水平的提高，逐渐演变成择高而居的形式，发展为居干栏建筑。《新唐书南蛮传·平南僚》记载："山有毒草、沙虱、蝮蛇，人楼居，梯而上，名为干栏。"这种干栏建筑分上、下两层，上层住人，下层贮放农具等器物及圈养牛、猪等，居住面距地面若干米。干栏建筑主要分布在远离城镇、交通不便的山区村寨中。早期的干

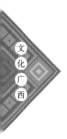

栏建筑以竹木为架，上覆茅草或竹子。随着社会经济的发展，干栏建筑的材料从竹木向土瓦、砖石转变。从结构上来看，干栏建筑又可分为全楼居高脚干栏、半楼居干栏、低脚干栏等类型。干栏建筑不仅通风、采光、照明功能良好，而且还可有效地防避瘴气，抵御野兽蛇虫袭击，减少风湿病的发生，在岭南地区极具适用性。干栏建筑是壮族先民预防疾病的创举，沿用至今。

花山岩画，身动体健

在广西宁明、龙州、崇左和扶绥等地的左江、明江两岸的悬崖峭壁上，保留着许多幅古代壮族人民绘制的岩画。《宁明州志》（上卷）记载："花山距城五十里，峭壁中有生成赤色人形，皆裸体，或大或小，或执干戈，或骑马。未乱之先，色明亮；乱过之后，色稍暗淡。"因其中以宁明县的花山岩画发现最早、画幅最大，故统称为花山岩画，是壮族祖先——骆越人的文化遗产。

花山岩画绘制在临江的悬崖绝壁上，图像呈赭红色，线条粗犷有力，形象古朴生动。在人像中，最大的高超过3米，最小的高约30厘米。有些人像正面马步而立，两手屈肘上举，粗壮高大，似武士形象；有的人像腰挂环首刀，下跨骏马，像是酋长或将领；有的人像侧身屈膝，双手一侧上举，作舞蹈或跳跃状；有的人像头戴高帽，辫发拖地，形小位卑。其中，一尊巨人像头戴虎冠，挎刀跃马，右手执镟，威风凛凛，彪炳于画面中央，似是领袖人物。在这众多人像、物像之间，还穿插着一些像铜鼓、铜锣之类的圆形物件，以及似马似犬、似狼似虎的动物形象，林林总总，扑朔迷离。

目前有观点认为，花山岩画的部分画像可能是壮医为防病强身创制的功夫动作图，利用舞蹈导引气功等方法防治疾病，是古代传统壮医的一大特色。

神奇鼻饮，防病保健

壮族地区炎热多雨，湿热地气和动植物腐臭之气混合而成瘴毒，素有"瘴乡"之称。从多处文献记载鼻饮液中加入山姜汁药物来看，鼻饮应是民间壮医总结的一种针对瘴疾和中暑的防治方法。在壮族地区，至今流传着一种洗鼻、吸入防病的方法，即煎取某些草药液让患者吸入洗鼻，或蒸煮草药化为气雾，令患者吸入以预防一些时疫疾病。这种方法究其源流，与古代鼻饮不无关系。这种奇特的卫生民俗包含着物理降温和黏膜给药等科学方法，对鼻病、喉病、呼吸系统疾病都有一定的疗效。

鼻饮在古越族中流传，史书、志书多有记载。最早见于汉代的《异物志》，其载"乌浒，南蛮之别名，巢居鼻饮"。北齐《魏书》也有"僚者……其口嚼食并鼻饮"的记载。

宋代周去非的《岭外代答》对鼻饮的方法做了比较详细的描述："邕州溪峒及钦州村落，俗多鼻饮。鼻饮之法，以瓢盛少水，置盐及山姜汁数滴于水中，瓢则有窍，施小管如瓶嘴，插

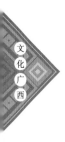

诸鼻中，导水升脑，循脑而下入喉。富者以银为之，次以锡，次
陶器，次瓢。饮时，必口噍鱼鲊一片，然后安流入鼻，不与气相
激。既饮必噫气，以为凉脑快膈，莫若此也。止可饮水，谓饮酒
者，非也，谓以手掬水吸饮，亦非也。史称越人相习以鼻饮，得
非此乎？"

传统药市，驱邪秘方

　　在壮族聚居地广西隆林、忻城、靖西等地，有赶药市的传统
习俗，其中规模最大的是靖西药市。每年农历五月初五，县城远
近村寨溪峒的壮医药农，以及懂得一方一药的壮族群众，纷纷将
自采自种的各种药材，肩挑车载到县城摆摊出售。据考证，壮乡
药市至少在明末清初已形成。壮族民俗认为，每年农历五月初五
是各种妖魔鬼怪猖獗之日。因此，这一天家家户户都在门口挂菖
蒲叶、佩兰叶、艾叶、青蒿叶等，盛行饮雄黄酒、菖蒲酒，用菖
蒲或艾扎成束点燃熏屋或烧其花絮，以辟邪避瘴。

　　靖西位于广西西南部、云贵高原东南边缘，属南亚热带季风
湿润气候区。靖西端午药市是由农民自发赶集发展起来的传统药
市，是群众性传播壮医药文化，寻访防病良方、消灾、健康生活
的重大节日，是几百年来约定俗成的民间习俗。

　　农历五月初五的药材根肥叶茂，药力宏大，疗效最好，当地
人都趁这个时节采集或购买几种常用药材备用。由于靖西山林茂
密，气候炎热潮湿，一些腐烂后的野生动物的尸体及败草落叶非

常容易产生湿邪瘴毒等"毒气"，因此痧、瘴、蛊、毒等疾病就成为该地区的常见病和多发病，治疗这些疾病的药物也就成为市场上受欢迎的商品。壮乡人民认为，端午这天去药市，饱吸百药之气，就可以预防疾病的发生，一年之中可少生病或者不生病。古书中早已有很多关于端午时节草药药效的记载，如《荆楚岁时记》中载"五月五日，竞采杂药，可治百病"。久而久之，赶药市就成了靖西当地的壮乡民俗，每到五月初五这天，即使是无药出售的壮乡人民，也都扶老携幼地赶往药市去吸百药之气，这种群防群治的良好风俗至今仍在壮乡流传。

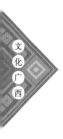
壮族歌谣文化与壮医药的传播

歌谣文化是民歌、民谣的统称。壮族是个能歌善舞的民族，壮族人民创造了光辉的歌谣文化，有"以歌为乐、唱歌为戏、倚歌择偶"的习俗。壮族歌谣内容丰富广泛，包括生活习惯、农耕工艺、民情世俗、季节气候、房屋建设、医药理论、疾病症状、治疗技法、药物疗效等方面的内容。壮族歌谣文化推动了壮医药知识的传播和推广。

壮族是一个歌唱节日多、歌圩规模大的少数民族，壮族人民酷爱唱山歌。《华阳国志·巴志》记载"周武王伐纣，实得巴蜀之师，著于尚书，巴师勇锐，歌舞以凌，殷人前徒倒戈"，经文献考证，这里的巴师就是指壮族先民。由此可见，壮族歌谣的产生历史久远。壮族历史上没有形成本民族规范统一的通行文字，其古壮字使用范围小，而汉字是秦代才传入且不为壮族老百姓所熟练掌握，壮族的历史、风俗、政治、经济、文化及生产生活技术、防病治病经验技术等主要靠口耳相传的方式传给后代。

壮族自古以来好客且能歌善舞，这种习俗在壮族聚居的桂西地区，特别是左江、右江一带和红水河流域普遍盛行。壮族人民爱唱歌，不仅平时唱、在家里唱，而且还定期举行唱山歌会，称为歌圩或歌节。歌圩的时间主要定在农历三月初三，但在春节、农历四月初八、中元节、中秋节及婚嫁、满月、新房落成等喜庆吉日也都有歌圩活动。关于歌圩的起源，有源于乐神、源于择偶、源于悼念、源于刘三姐几种说法。歌圩活动遍布广西各地。歌圩是群众相互接触、交流思想、传承壮族文化、传播知识及传情达意的形式。

　　壮族民谣是一种叙事性歌谣，歌词有一定的故事情节，旋律简单，曲调循环往复。壮族民间歌谣题材十分广泛，内容丰富多彩，艺术表现形式多种多样，生动而深刻地反映了社会生活的各个方面。代表性的民间叙事长歌有《布洛陀》《马骨胡之歌》《嘹歌》《排歌》等，这些歌谣淳朴、自然、真实，乡土气息格外浓厚，尤其是结构短小，韵味和谐，朗朗上口，易唱易记，流传方便。

　　壮医药歌谣既包括药物功效又包含疾病治疗，口口相传，将医药文化不断传承。关于壮医特色技法的歌谣有"寒手热背肿在梅，痿肌痛沿麻络央，唯有痒疾抓长子，各疾施治不离乡"，是对壮医药线点灸疗法取穴规律的总结。其中，"寒手"指畏寒发冷症状重者，取手部穴位为主；"热背"指全身发热、体温升高者，以背部穴位为主；"肿在梅"即对肿块或皮损类疾病，沿肿块及皮损边缘及中心取一组穴位，五穴组成梅花形；"痿肌"指凡是肌肉萎缩者，在萎缩肌肉上选取主要穴位；"麻络央"指凡是麻木不仁者，选取该部位龙路、火路网络的中央点为主要穴

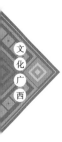

位；"抓长子"指凡是皮疹类疾病引起瘙痒者，选取最先出现的疹子或最大的疹子作为主要穴位；"各疾施治不离乡"是说每一种疾病还需根据实际需要，循龙路、火路取穴，以提高治疗效果。

关于腹泻痢疾的歌谣："人字草韩信草，肝炎痢疾服了好。黑脚根的功效高，肝炎腹泻用得到。路边红花地桃花，腹泻痢疾用到它。火炭母马齿苋，和大小飞扬，腹泻痢疾是良方。"

介绍壮药功效的歌谣："金线风是经常用，牙痛喉痛立新功。路边生长野菊花，解毒消炎不少它。性味清凉雷公根，解暑清凉好得很。山豆根苦性又寒，利咽消炎喉痛安。"金线风治疗牙痛咽喉痛，野菊花消炎止痛，雷公藤清凉解暑，山豆根能利咽消肿。

介绍壮医"治未病"的歌谣："春分有雨病人少，初一翻风又落雨，沿村病疫定然凶；立夏东风吹发发，沿村没有病人魔；季秋初一莫逢霜，人民疾病少提防；重阳无雨三冬旱，月中亢旱病人忙。凑巧遇逢壬子日，灾伤疾病损人民。初一西风盗贼多，更兼大雪有灾疴。"这首歌谣讲述了气候变化与疾病的关系，教导人们在气候变化时要注意防病。

还有一些饮食保健歌谣，如"如果病后身体弱，要九龙藤和猪脚，和酒生姜一起煲，喝了体力恢复多""熟稔子果要焙干，九蒸九晒下酒坛，好酒浸得一周后，就能补血不简单"。壮族民众普遍都掌握一些食物疗法及防病治病的常识，能根据身体需要与病情选择相应的药物、食物，以防病治病、滋补强身。

还有一些关于药方疗效和用法的歌诀。调气理气药歌诀：

"罗勒、佛手、九里香，治疗腹痛和肚胀。小茴香和水田七，胃痛服了真有益。花椒和干姜，胃寒是良方。茉莉花根和香附，跌打扭伤痛即除。"接骨续筋药歌诀："大驳骨和小驳骨，加上罗伞接骨折。陆英五加接骨好，加上榕叶更加妙。宽筋藤和七叶莲，跌打接骨也值钱。接骨续筋药百种，根据情况任挑选。"抗风湿药歌诀："枫皮和麻骨风，治疗风湿用得通。半枫荷和龙骨骨，腰痛加上藤杜仲。威灵仙和八角枫，腰痛也用过江龙。桑寄生和豨莶草，治疗风湿也很好。走马胎和过山风，祛风除湿都可用。海风藤和石岩枫，治疗风湿牛耳风。壮医有以风治风，凡风字药可选用。"血药歌诀："大蓟小蓟仙鹤草，各种血证疗效好。白及三七侧柏叶，水煎服用能止血。血余炭和黑墨草，出血开方少不了。血断流出血停，扶芳藤止血灵。"利尿通淋药歌诀："车前金钱海金沙，利尿通淋效不差。通草又加粪箕笃，尿路感染加萹蓄。石韦木通三白草，利尿通路金线草。玉米须和透骨草，利尿通淋也很妙。"蛇咬伤药歌诀："一枝黄花半边莲，不怕毒蛇在面前。半枝莲和八角莲，毒蛇咬伤真值钱。家种七叶一枝花，毒蛇咬伤也不怕。扛板归和了刁竹，也是蛇药之一族。"涩药歌诀："莲子味甘涩，益脾又固精。金樱子涩酸，入肾固精良。芡实甘涩平，久泻和遗精。朝天罐酸涩，肠炎外出血。石榴皮涩温，涩肠止血能。五倍子酸咸，固涩收敛良。"打虫药歌诀："楝皮味苦性寒，驱蛔杀虫又止痒。鸦胆子性寒味苦，杀虫治痢有好处。槟榔君子石榴皮，绦蛔驱除效果奇。南瓜子气味香，驱除蛔虫效果良。"

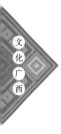

壮族饮食文化与壮医药的交融

壮族地区食材广泛，壮族大民喜食土生土长的绿色食品，创造出了丰富多彩的饮食文化。这些食品不仅用于充饥和维系生命，而且还具有满足味觉、强壮身体、防治疾病的作用。在长期的历史发展过程中，壮族的饮食文化和壮医药紧紧联系在一起，相互融合、相互影响、相互促进。

血肉有情，增寿防病

壮医药膳的形成和发展经历了漫长的历程，从先民最初食野禽野果到后来烹饪五谷家畜、蒸煮壮药，将具有营养效果、防病保健作用的食物性壮药用于日常饮食。动植物药物在壮族饮食文化中应用普遍，喜用肉食和动物血来强壮和进补身体。壮族的传统肉食有猪肉、鸡肉、鸭肉、鹅肉、羊肉、牛肉、马肉、鱼肉等。民间有"补虚必配血肉之品"的用药之说。经研究，壮医认为长期生长在深山的动物，饱吸天地之气，补虚功效更好。

以通为补，暗藏玄机

农历五月初五，靖西当地人们喜爱食用牛角形凉粽。凉粽是用一种大竹叶包裹、用适量碱水泡过的糯米煮熟而成，吃时拌入糖浆，味道香甜可口。靖西壮族历来有种植大糯米的传统，所产大糯米质地柔软，煮熟后醇香扑鼻，素有"一家煮糯三家香"之说。包凉粽的竹叶具有清热解暑的功效，端午节后便是夏季最热的时候，容易上火、中暑，于是就产生了降火的凉粽。端午凉粽是一款药食同源的解暑良药。

桂平有喝黑糯米甜酒来补益肾气的传统，由黑糯米酿制而成的甜酒用于养生与壮医传统的"寓医于食，寓医于补"的理论相通。

酒为百首，常饮寿增

雄黄本身是一种矿物质，主要成分是硫化砷，具有解毒、杀菌、清热的功效，《神农本草经》认为其"主寒热、鼠瘘、恶疮、疽痔死肌、杀精物、恶鬼邪气、百虫毒"。在临床应用上，雄黄配伍内服可治惊痫、咳嗽、痈疽疮毒，外用可治蛇咬伤、神经性皮炎、蛲虫病等。壮族民间常在端午节将少许雄黄放入酒中饮用，或将雄黄与菖蒲末一起拌入酒中饮用；有的还将雄黄酒泼洒于墙壁床帐或置于室内，以防止蛇入屋；有的地区还在小孩的额头、肚脐涂抹雄黄水，以预防蛇虫咬伤。此外，雄黄酒还可以

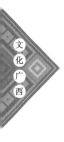

治疗疥癣疮疾。

菠萝酒是用菠萝和大米为原料而酿造成的酒，其味酸甜可口，可暖胃助消化。

德胜红兰酒产于广西河池市宜州区德胜镇，已有三百多年的酿造历史，是用当地产的红兰草、糯米、大米为主要原料，并用富含矿物质的德胜井水酿造而成。这种酒色红透明，味甜醇香，具有提神、补血、补气的功效。

东兰墨米酒是用广西东兰县特产的紫色糯米（亦称"墨米"）为主要原料酿造而成的一种名酒。这种酒酒色鲜艳，异香浓郁，内含粗蛋白、粗脂肪以及多种维生素、氨基酸，营养丰富，能通气补血、强身益寿。

喜食酸辣，祛寒散湿

生活于我国西南地区大山里的少数民族普遍嗜好酸辣食品，在民间往往有"三天不吃酸，走路打孬蹿""食不离酸""不辣不成菜""没有辣椒待不了客"之类的说法。壮族和西南地区的其他少数民族一样，也喜食酸辣之物。壮族人民喜食酸辣之物，与他们的生活环境和物产有关。壮族人民多生活于潮湿多山的地区，多吃酸辣可以祛寒散湿；同时，壮族人民食用糯米较多，因糯米性黏不易消化，故也需要多食酸辣刺激胃肠，促进消化吸收。

后　记

◆

　　为深入实施中华优秀传统文化传承发展工程，弘扬广西优秀传统文化，传承地方文脉，凝聚思想共识，增强文化自信，提升广西优秀传统文化影响力，广西壮族自治区党委宣传部策划了"文化广西"丛书项目，该项目为广西庆祝中国共产党成立100周年的重点文化项目。应广西科学技术出版社陈勇辉女士的邀约，我们承担了"文化广西"丛书"风物系列"的《壮医药》分册的编撰工作。

　　从远古时期开始，壮医药就呵护着壮族人民的身体健康，成为中国传统医学文化的重要组成部分，也是璀璨的壮族文化不可或缺的亮点。为了让壮医药文化更好地为广大人民群众所熟知，并在维护人民群众健康的活动中发挥更重要更大的作用，我们广泛收集有关壮医药的文献资料加以整理，斟酌筛选，编撰汇集成本书。

　　本书对壮医药的历史、理论、诊疗、药材、文化等方面进行了全面介绍，力求为读者提供有关壮医药较全面的资料和信息，以满足广大读者的多方面需求。希望本书能成为宣传壮医药传统

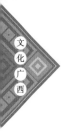

文化的载体之一。

　　本书的编写，得到了诸多专家、学者的关心和支持。编者参考和引用了前人的历史资料以及借鉴了近代出版和发表的论著、论文、新技术与新成果，在此对相关作者表示诚挚的谢意。感谢广西中医药研究院吉星云女士在文字方面提供的支持，感谢广西中医药大学韦松基教授提供的高清图片，感谢在本书编撰过程中所有给予支持与帮助的朋友。

　　由于编者水平有限，书中可能存在一些错误与不足，敬请读者不吝指正，提出宝贵意见。

钟鸣

2021年6月